Frei vom Rauchen

Gezielt aufhören – und das Leben neu genießen

Margret Rihs und Heidi Lotti

Illustrationen von Niki de Saint Phalle

Frei vom Rauchen

Gezielt aufhören – und das Leben neu genießen

Verlag Hans Huber

Bern · Göttingen · Toronto · Seattle

Der Verlag und die Autorinnen danken dem schweizerischen Bundesamt für Gesundheitswesen für die großzügige Unterstützung dieses Buchprojekts. Auch die Schweizerische Krebsliga hat einen finanziellen Beitrag geleistet.

Die Deutsche Bibliothek – CIP-Einheitsaufnahme

Rihs, Margret:
Frei vom Rauchen : gezielt aufhören – und das Leben neu
genießen / Margret Rihs und Heidi Lotti. Ill. von Niki de
Saint Phalle. – 1. Aufl. – Bern ; Göttingen ; Toronto ; Seattle :
Huber, 1993
  ISBN 3-456-82360-6
NE: Lotti, Heidi:; Saint Phalle, Niki de [Ill.]

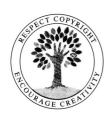

1. Auflage 1993
© 1993 für den Text Verlag Hans Huber
© 1993 für die Illustrationen Niki de Saint Phalle
Satz und Druck, Kösel, Kempten
Printed in Germany

Inhalt

Teil III: Start in die Rauchfreiheit

Teil IV: Erfolge sichern 111

Arbeitsblätter

Aufgaben

Übungen

Merkblätter

Vorwort

Wie komme ich von der Zigarette los? Vielleicht haben Sie sich diese Frage schon öfter gestellt. Nichtraucher werden und Nichtraucher bleiben ist zwar nicht ganz leicht, aber Sie können es lernen und trainieren. Dieses Buch sagt Ihnen, wie.

Es bietet Ihnen nicht ein einziges Rezept, sondern eine Fülle von Möglichkeiten, wie Sie das Rauchen erfolgreich hinter sich lassen können. Sie selbst ergreifen dabei die Initiative und arbeiten das Programm in Ihrem Rhythmus durch.

Wie sieht das Training konkret aus?

Das Buch umfaßt 4 Trainingsteile, die Sie schrittweise durcharbeiten. Ein Trainingsteil kann in einer Woche gut bewältigt werden. Die ersten beiden Wochen können Sie noch weiter rauchen, erst am Anfang der dritten Woche ist Ihr Nichtraucher-Start.

Zunächst sollten Sie sich im ersten Kursteil über Ihre Entscheidung klar werden. Sie analysieren die Situationen, die bei Ihnen das Rauchen auslösen und lernen anschließend, Ihr typisches Rauchverhalten einzuordnen. Danach beginnen Sie zu planen, wodurch Sie die Zigarette ersetzen können.

Im zweiten Trainingsteil geht es um körperliche und geistige Fitneß, um Fragen des Gewichtes beim Rauchstop sowie um Entspannungsmethoden und Unterstützungsmöglichkeiten durch andere. Wir legen großen Wert darauf, daß Sie Ihren Rauchstop gründlich und sorgfältig vorbereiten. Die erste Hälfte des Buches ist daher dieser wichtigen Vorbereitungsphase gewidmet.

Dann aber hören Sie von einem Tag zum anderen schlagartig nach der Punkt-Schluß-Methode auf. Am Ende des zweiten Kursteils legen Sie selbst den Tag fest, an dem es heißt:

«Schluß mit dem Rauchen!»

Der totale Rauchstop ist deshalb so wichtig, weil aus zahlreichen Untersuchungen bekannt ist, daß sich das langsame Ausblenden der Zigarette nicht besonders bewährt hat.

Zu Beginn des dritten Teils lernen Sie, wie Sie mit Entzugserscheinungen umgehen, und wie Sie die erste schwierige Zeit heil durchstehen.

Im vierten Teil, schließlich, trainieren Sie, auf welche Weise mit indirekten Ursachen des Rauchens, wie Streß oder Verstimmungen, umzugehen ist, um möglichen Rückfällen vorzubeugen.

Wie gehen Sie am besten vor?

In Ihrer ersten Begeisterung sind Sie vielleicht versucht, gleich alles auszuprobieren. Oder Sie finden, daß zu viel auf einmal auf Sie zukommt. Wie bei jeder Art von Lernen, gehen Sie am besten Schritt für Schritt vor. Legen Sie gleich jetzt einen Termin fest, an dem Sie mit diesem Training anfangen wollen. So laufen Sie nicht Gefahr, den Start immer wieder hinaus zu schieben.

Vermutlich haben Sie schon einige Male den Rauchstop versucht und sind dabei mutlos geworden. Neue Untersuchungen zeigen, daß viele Raucher mehrere Anläufe brauchen, bis sie es endgültig schaffen. Ihre Erfolgschancen sind also nicht geringer, auch wenn Sie schon einige Aufhörversuche hinter sich haben.

Die zahlreichen Rückmeldungen zu unserem Nichtraucher-Training zeigen, daß diejenigen besonders erfolgreich sind, die sich an das Programm halten und es in die Tat umsetzen. Setzen also auch Sie alles in Bewegung, um Ihr Vorhaben gelingen zu lassen. Mit den Illustrationen von Niki de Saint Phalle wird es Ihnen sicher Spaß machen, das Buch immer wieder in die Hand zu nehmen. So lernen Sie die Kunst, ohne Rauch zu leben.

Und nun wünschen wir Ihnen einen guten Start!

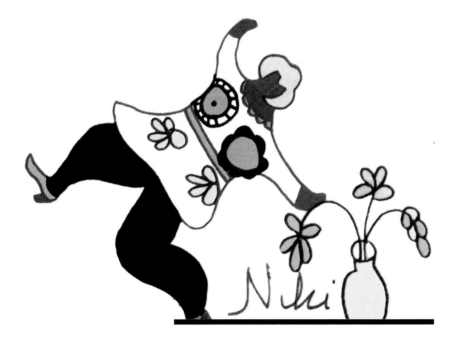

Teil I:

Die erste Woche

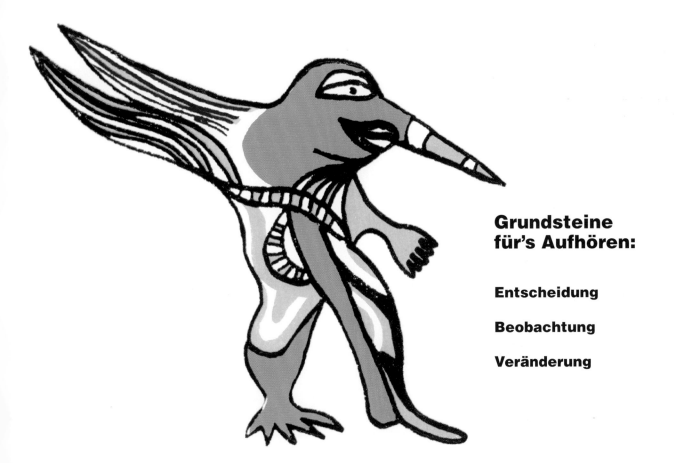

**Grundsteine
für's Aufhören:**

Entscheidung

Beobachtung

Veränderung

Kapitel 1

Den ersten Schritt wagen

Rauchen ist eine Gewohnheit, die Sie intensiv erlernt haben. Nun merken Sie, daß diese Gewohnheit unmodern geworden ist, daß sie Ihrem Aussehen und Ihrer Gesundheit schadet. Sie möchten sich gern befreien. Aber gerade da liegt der Haken. Etwas, das man seit langem tut, ist einem lieb und vertraut geworden und man hängt daran. Sie fragen sich manchmal auch: «Warum soll ich eigentlich aufhören?». Was kommt wohl alles auf mich zu?». «Lohnt sich das Ganze überhaupt?».

1. Sich entscheiden

Viele Menschen sind nach einer Entscheidung nicht ganz sicher, ob sie es richtig gemacht haben. Vielleicht spielt sich jetzt in Ihrem Kopf auch ein Streitgespräch ab.

Einerseits sprechen alle vernünftigen Gründe dafür, mit dem Rauchen aufzuhören. Andererseits sagt Ihnen eine andere innere Stimme, daß Sie viele vertraute Erfahrungen hinter sich lassen.

Beispiel

Frau Anita B. (42 J.), verheiratet, 1 Kind, ist eine neue Arbeitsstelle angeboten worden. Innerhalb weniger Tage muß sie sich entscheiden. Sie ist hin- und hergerissen. Vieles spricht für die neue Stelle: ein höheres Gehalt, mehr Selbständigkeit und Verantwortung und weitere Aufstiegsmöglichkeiten. Dagegen verliert sie sympathische KollegInnen, ein angenehmes Arbeitsklima und ihre alte vertraute Routine. Um mehr Klarheit zu gewinnen, wägt sie Vor- und Nachteile der alten und neuen Stelle sorgfältig gegeneinander ab. Sie entscheidet sich schließlich für die neue Stelle. Durch das genaue Abwägen des Für und Wider kann sie nun, trotz gewißer Anfangsschwierigkeiten, zu ihrer Entscheidung stehen.

Wie Frau B. die Vor- und Nachteile einer neuen beruflichen Orientierung abgewogen hat, können auch Sie mehr Klarheit gewinnen, wenn Sie die Vor- und Nachteile des Rauchens gegeneinander abwägen.

Wenn man sich in einem Zwiespalt befindet, dann ist es wichtig, daß man alle inneren Stimmen ernst nimmt und sich mit ihnen auseinandersetzt. Sie fragen sich vielleicht, warum Sie sich ausgerechnet jetzt, da Sie sich entschlossen haben aufzuhören, mit den angenehmen Seiten des Rauchens beschäftigen sollen. Doch gerade Ihre positiven Gedanken an das Rauchen können Sie später zum Stolpern bringen, wenn sie unbeachtet bleiben.

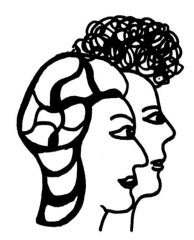

Aufhören oder Nichtrauchen,
das ist die Frage.

Wichtig für Ihren Erfolg ist es, daß Sie sich von Anfang an ganz klar über die Kräfte sind, die Ihr Vorhaben stützen, daß Sie aber auch über jene Einflüsse Klarheit gewinnen, die Ihren Entschluß ins Wanken bringen können.

Kosten-Nutzen Rechnung

Auch beim Einstieg ins Nichtraucher-Leben lohnt sich eine Kosten-Nutzen-Rechnung. In den nachfolgenden Entscheidungs-Tabellen haben wir einige Vor- und Nachteile des Rauchens und Nicht-Rauchens einander gegenüber gestellt.

Wo liegen Ihre ganz persönlichen Gründe und Ziele, um mit dem Rauchen aufzuhören? Was könnte Ihrem Entschluß im Wege stehen? In den folgenden Arbeitsblättern 1 und 2 sollen Sie das Pro und Contra des Rauchens gegeneinander abwägen.

Anweisung zu den Arbeitsblättern 1 und 2

 Lesen Sie die beiden folgenden Tabellen durch und kreuzen Sie an, welche Aussagen auf Sie zutreffen. Ergänzen Sie anschließend die Listen mit möglichst konkreten eigenen Beispielen.

 Dann «gewichten» Sie die einzelnen Aussagen nach der Bedeutung, die diese für Sie haben.
So schreiben Sie z. B. die Zahl 3 in die erste Spalte, wenn die Aussage «Ich höre auf, weil ich mehr Energie und Vitalität haben möchte» für Sie ein ganz besonders wichtiger Grund zum Aufhören ist.

 Anschließend rechnen Sie auf jedem Blatt alle Punkte zusammen.

Arbeitsblatt 1:
Gründe, warum ich nicht mehr rauchen will

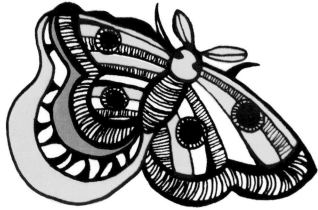

③ = **sehr wichtig**

② = **wichtig**

① = **weniger wichtig**

Ich höre auf, weil ...	③	②	①
❏ ich mehr Energie und Vitalität haben möchte			
❏ heute Raucher ins Abseits gedrängt werden			
❏ das morgendliche Husten aufhören wird			
❏ ich mein Geld für Wichtigeres ausgeben möchte			
❏ ich dieser Gewohnheit nicht ausgeliefert sein will und mich wieder frei fühlen möchte			
❏ ich keine gesundheitlichen Risiken (Lungenkrebs, Herz/Kreislauferkrankungen) mehr eingehen will			
❏ meine Leistung in Arbeit und Sport zunehmen wird			
❏ _____			
❏ _____			
❏ _____			
❏ _____			
Teilsummen			

Gesamtsumme «Aufhören mit Rauchen»

Arbeitsblatt 2:
Gründe, die mich beim Aufhören hindern

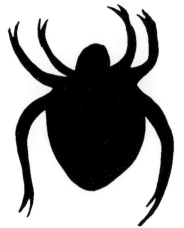

③ = **sehr wichtig**

② = **wichtig**

① = **weniger wichtig**

Ich könnte weiterrauchen, weil ...	③	②	①
❑ ich beruflich mehr als sonst belastet bin			
❑ mir der Genuß einer Zigarette wichtiger ist als alles andere			
❑ ich selber eigentlich gar nicht aufhören will, sondern nur von anderen dazu gedrängt werde			
❑ mein Streß ohne Zigaretten nicht zu bewältigen ist			
❑ es zu meinem Lebensstil gehört			
❑ ich mich mit der Zigarette in der Hand sicherer fühle			
❑ ich leichter mit anderen in Kontakt komme			
❑ _____			
❑ _____			
❑ _____			
❑ _____			
Teilsummen			

Gesamtsumme «Weiterrauchen»

Vergleichen Sie nun die beiden Gesamtsummen:

«Aufhören» [ ]   «Weiterrauchen» [ ]

Was wiegt schwerer?

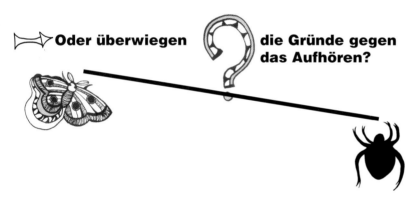

▷ Die Gründe, die für das Aufhören sprechen?

Ihr Entscheid steht fest und ist gut begründet.

▷ Oder überwiegen die Gründe gegen das Aufhören?

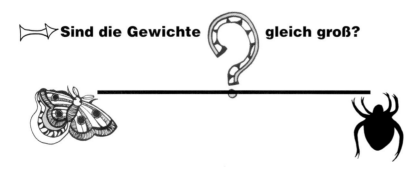

Versuchen Sie doch noch mehr Argumente zu finden, die Sie zum Aufhören verlocken. Ein Motivationsdefizit können Sie durch besonders konsequentes Durcharbeiten des Kurses wettmachen. Sie können trotzdem Erfolg haben.

▷ Sind die Gewichte gleich groß?

Dann gehen Sie die Listen nochmals durch. Kommen Ihnen noch weitere positive Argumente in den Sinn?

Sie konnten sich nun über Kosten und Nutzen Ihres Vorhabens Rechenschaft ablegen.

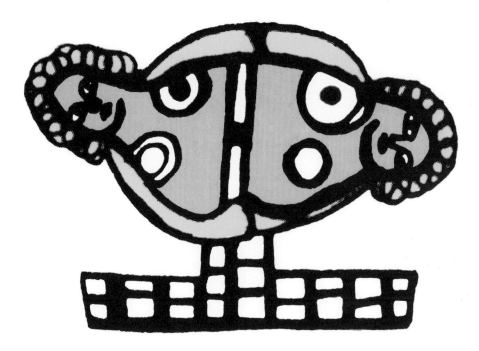

Oft sind es jedoch nicht nur Ihre eigenen Überlegungen zum Aufhören, die Ihr Handeln bestimmen. Sie werden auch durch andere Menschen, in dem, was Sie tun und denken, beeinflußt. Es sind vor allem überzeugte Raucher, die Ihre Pläne gefährden können. Sie sollten sich also vor allem gegenüber entmutigenden Sprüchen von Noch-Rauchern zur Wehr setzen.

2. Die Entscheidung verteidigen

Jeder angehende Nichtraucher ist für die überzeugten Raucher eine echte Bedrohung. Denn eigentlich sehen die Raucher ja ein, daß sie aufhören sollten. Aber das möchten viele Raucher sich nicht eingestehen. Sie suchen nach Scheingründen für ihr Weiterrauchen und verunsichern damit die neuen Nichtraucher. Haben Sie nicht auch schon von Rauchern so fadenscheinige Ausreden gehört wie die im Arbeitsblatt 3?

Arbeitsblatt 3: Gegenargumente finden

 Kreuzen Sie die Scheinargumente an, die Sie besonders oft gehört haben und unterstreichen Sie dann die entsprechenden Gegenargumente. Führen Sie selbst noch weitere Scheinargumente und Gegenreden auf.

Scheingrund Was stimmt daran nicht?	**Gegenargumente** Was kann ich dagegen sagen?
Mein Großvater wurde 91 Jahre alt und war bis zu seinem Tode Kettenraucher.	Ausnahmen bestätigen die Regel. Aber wie weiß ich, ob ich die Ausnahme bin?
Ich kann jederzeit aufhören, wenn sich schädliche Symptome zeigen.	Probier's doch mal, bevor es zu spät ist. Vorbeugen ist besser als Heulen.
Ich rauche nur leichte Zigaretten. Das schadet mir nicht.	Schon besser als gar nichts. Aber rauchst Du dafür nicht viel mehr?
Man gönnt sich ja sonst nichts, da kann man sich wenigstens eine Zigarette gönnen.	Ich leiste mir jetzt für mein Geld etwas Besonderes.
Mein Körper kann ohne Nikotin nicht auskommen, auch wenn ich es wollte.	Es ist eine Frage der Umstellung. Dann ist Dein Körper Dir dankbar.
Ich habe nicht genug Willen zum Durchhalten.	Mit jeder nicht gerauchten Zigarette wächst Dein Wille.
Bei der heutigen Umweltverschmutzung ist die Lungenbelastung schon so groß, da kommt es auf ein bißchen Rauch mehr oder weniger auch nicht mehr an.	Zigarettenrauch ist 3000 mal schädlicher als die nicht gerade reine Pariser Luft, wie eine französische Studie ergab. Wo ich Einfluß nehmen kann, tue ich es.
_____	_____
_____	_____
_____	_____
_____	_____
_____	_____

Vielleicht haben Sie jetzt mehr Klarheit über Ihre Entscheidung zum Nichtrauchen gewonnen und können echte Argumente von Scheinargumenten trennen.

Aber nun einmal Hand auf's Herz: wie sehen Sie eigentlich Ihre Erfolgsausichten, tatsächlich Nichtraucher zu werden und zu bleiben?
Im folgenden Abschnitt haben Sie Gelegenheit, diese Frage zu prüfen.

3. Erfolgschancen prüfen

Schätzen Sie mit Hilfe der nachfolgenden Liste ab, wie groß Ihre Erfolgschancen voraussichtlich sein werden. Wie sicher sind Sie, nach Durcharbeiten dieses Buches auch tatsächlich Nichtraucher oder Nichtraucherin zu sein?

Arbeitsblatt 4: Erfolgschancen einschätzen

 Kreuzen Sie die für Sie zutreffende Antwort an.

Meine Erfolgserwartung	Erfolgschance	
Ich rechne nicht mit Erfolg.	0 %	❏
Ich bin mir gar nicht sicher.	1–20 %	❏
Ich schwanke zwischen sicher und unsicher.	40–60 %	❏
Ich bin recht zuversichtlich, es zu schaffen.	60–80 %	❏
Ich zähle fest auf meinen Erfolg.	80–99 %	❏
Ich bin absolut sicher, es zu schaffen.	100 %	❏

Ihre Erwartungen und Ihr Selbstzuspruch beeinflussen Sie in erheblichem Maße. Die Erfolgschancen, die Sie sich ausrechnen, wirken steuernd auf das, was Sie tun.

Sollten Sie sich wenig Erfolgschancen ausrechnen, dann möchten wir Ihnen folgendes zu bedenken geben. Ihre Mißerfolgserwartungen können bewirken, daß Sie sich unbewußt im Sinne dieser negativen Erwartung verhalten. So führen Sie, ohne es eigentlich zu wollen, selbst Ihr Versagen herbei.

Beispiel

Yolande F. (24 J.), sagte vor Ihrer Abschlußprüfung in Rechtswissenschaften immer wieder zu sich: «Das schaffe ich nie. Es ist unmöglich, daß ich da durchkomme.» Unbewußt verhielt sie sich dann auch so, daß sie die Prüfung gar nicht bestehen konnte, d. h. sie arbeitete nicht genug und geriet so in einen Teufelskreis von sich selbst erfüllenden Prophezeiungen.

Wenn Sie zum Beispiel der Meinung sind, es fehlte Ihnen an Willen, und Sie würden es wohl kaum schaffen, mit dem Rauchen aufzuhören, dann werden Sie, wenn Sie eine Zigarette rauchen, in dieser Ansicht bestärkt. So betrügen Sie sich selbst, indem Sie Ihre Chancen von vorneherein durch eine «sich selbst erfüllende Prophezeiung» untergraben. Wie könnten Sie irgendein Vorhaben zum Erfolg führen, wenn Sie selbst nicht daran glauben?

Sind Sie sich hingegen Ihres Erfolges recht sicher, dann tun Sie unbewußt schon vieles, das später auch wirklich zum Erfolg beiträgt. Malen Sie sich also ruhig jetzt schon Ihren Erfolg in den schönsten Farben aus.

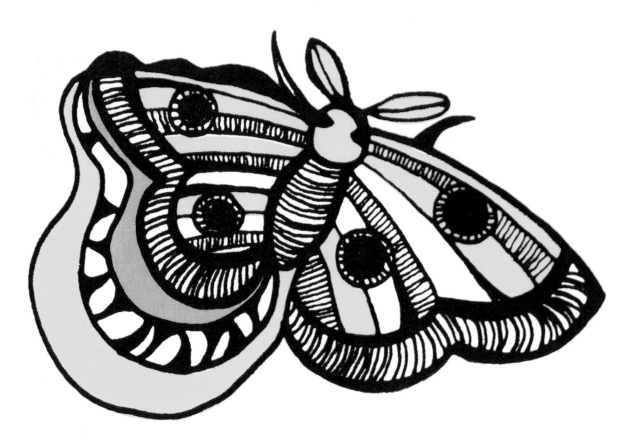

Die erste Etappe auf dem Weg zum Erfolg besteht darin, daß Sie sich zunächst einmal Rechenschaft darüber geben, unter welchen Bedingungen Sie zur Zigarette greifen.

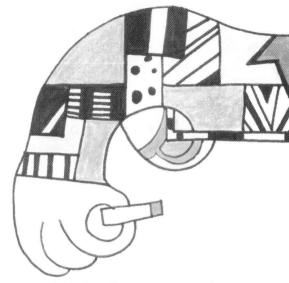

Kapitel 2

Was löst den Griff zur Zigarette aus?

Oft denkt man sich nichts dabei, wenn man sich eine Zigarette ansteckt. Man achtet kaum darauf, warum man gerade in dieser Situation rauchen möchte. Indem das Rauchen immer wieder mit bestimmten Gegebenheiten verbunden wird, ist schließlich der Griff zur Zigarette in solchen Momenten fast automatisch.

Beispiel

Robert N. (27 Jahre) ist Informatiker. Er arbeitet oft bis spät in die Nacht hinein am Computer. Zigaretten und Arbeit sind für ihn zu einer fast untrennbaren Einheit verschmolzen. 40 Zigaretten pro Tag sind keine Seltenheit. Ein Muß ist die Zigarette für ihn dann, wenn er unter Zeitdruck steht, wenn das Computerprogramm nicht läuft oder ihn ein Kollege nervt. Aber auch, wenn er sich einmal eine Pause gönnt, seinen Espresso genießt und mit Kollegen diskutiert, gehört eine Zigarette dazu.

Was löst bei Ihnen den Wunsch nach einer Zigarette aus?

Es ist äußerst wichtig, daß Sie herausfinden, bei welchen Gelegenheiten Sie rauchen. Bestimmte Situationen rufen bei Ihnen die Erinnerung an Zigaretten hervor, und ohne daß Sie es merken, haben Sie schon eine angezündet.

Wenn Sie Ihre persönlichen Auslöser kennen, sind Sie dieser Automatik weniger hilflos ausgeliefert. Dann fällt es Ihnen auch leichter, auf Ideen zu kommen, was Sie stattdessen in Ihren typischen Rauchsituationen tun können. In der nachfolgenden Übersicht finden Sie einige Lebenslagen, in denen viele Raucher zur Zigarette greifen.

Arbeitsblatt 5:
Typische Auslöser für's Rauchen

 Unterstreichen Sie, was auf Sie zutrifft, und ergänzen Sie die Beispiele.

▷ **Tätigkeiten:**   Autofahren,
Lesen, Schreiben,
konzentriertes Arbeiten,
Kartenspielen

_____

_____

_____

▷ **Situationen:**   nach dem Essen,
beim Warten,
bei Gesprächen mit Vorgesetzten,
in Pausen,
wenn der Feierabend beginnt

_____

_____

_____

▷ **Stimmungen:**   bei Ärger, bei Angst, Anspannung,
freudiger Erregung, Gemütlichkeit

_____

_____

_____

▷ **Umgebungen:**   im Restaurant, Café, im Wartezimmer
des Arztes, im Bett

_____

_____

_____

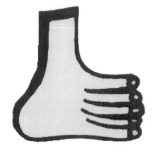

Nun wissen Sie, welche Auslöser Sie automatisch zur Zigarette greifen lassen und sind vor möglichen Gefahrenquellen gewarnt.

Sie können jetzt schon versuchen, Ihre automatischen Handlungen zu destabilisieren. So sollten Sie zum Beispiel die Zeiten etwas verschieben und bei bestimmten Tätigkeiten und in bestimmten Situationen weniger rauchen.

Versuchen Sie die erste Zigarette am Morgen so lange wie möglich hinauszuzögern. Lassen Sie sich weitere Tricks einfallen, um sich aus dem gewohnten Trott zu bringen.

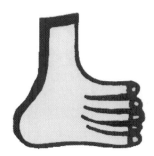

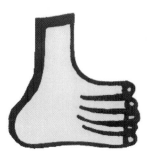

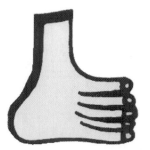

Das folgende Arbeitsblatt 6 enthält dazu einige Vorschläge, die Sie selbst ergänzen können.

Arbeitsblatt 6:
Automatische Handlungen destabilisieren

 Kreuzen Sie auf der nachfolgenden Liste diejenigen Vorschläge an, die Sie gerne ausprobieren möchten, und lassen Sie sich selbst noch weitere Tricks einfallen.

Bevor ich eine Zigarette anzünde, zähle ich langsam bis 20. (Sie können diese Zeit auch langsam noch weiter ausdehnen.)	❏
Zwischen den einzelnen Zügen lasse ich mehr Zeit vergehen.	❏
Ich rauche die Zigarette nicht fertig.	❏
Ich suche mir eine bestimmte Tätigkeit aus, bei der ich nur eine Zigarette rauche (zum Beispiel beim Autofahren, Telefonieren oder beim Fernsehen).	❏
Ich rauche nur noch die Zigaretten, die mir etwas bringen.	❏
Ich versuche, diejenigen Zigaretten zu streichen, die ich ganz automatisch rauche.	❏
Ich rauche nicht mehr in Gegenwart von Kindern.	❏
Ich nehme mir vor, in einer bestimmten Umgebung nicht mehr zu rauchen (z. B. im Bett).	❏
Ich versuche, nicht mehr zu inhalieren.	❏
Ich zögere die erste Zigarette am Morgen so lange wie möglich hinaus.	❏
_____	
_____	
_____	
_____	

Fragen Sie sich außerdem, was Sie tun würden, wenn Sie bereits Nichtraucher(in) wären. Wie würden Sie sich in Stimmungen, Situationen, Tätigkeiten und Umgebungen, in denen Sie bisher geraucht haben, ohne Zigarette verhalten? Welche brauchbaren Ideen fallen Ihnen dazu jetzt schon ein?

Kapitel 3

Wie lege ich alte Gewohnheiten ab?

Jeder Raucher hat seine besonderen Rauchgewohnheiten. Der eine raucht schnell und hektisch, der andere genüßlich und langsam. Der eine macht Lungenzüge. Der andere raucht seine Zigarette nur an und läßt sie dann im Aschenbecher verglühen.

Wenn Sie Ihr Rauchverhalten richtig einschätzen, kennen Sie nicht nur Ihre «Schwachstellen» besser, sondern Sie können sie auch leichter mit Hilfe dieses Buches beheben.

1. Rauchmuster erkennen

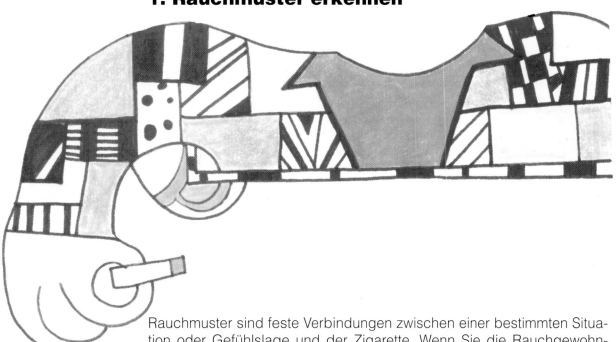

Rauchmuster sind feste Verbindungen zwischen einer bestimmten Situation oder Gefühlslage und der Zigarette. Wenn Sie die Rauchgewohnheiten aller Ihnen bekannten Raucher vergleichen, dann sind Ihnen sicher unterschiedliche Vorlieben aufgefallen, die den einzelnen zur Zigarette greifen lassen. In der nachfolgenden Zusammenstellung können Sie herausfinden, welche Rauchmuster bei Ihnen vorherrschen. Wahrscheinlich können Sie Ihr Verhalten einer oder mehreren der folgenden Beschreibungen zuordnen.

27

Arbeitsblatt 7:
Rauchmuster erkennen

 Kreuzen Sie das für Sie Zutreffende an.

Streß-Rauchen:
Ich rauche ❒ unter Zeitdruck,
❒ bei starker Arbeitsbelastung,
❒ bei Spannungszuständen,
❒ unter Angst,
❒ wenn ich mich ärgere,
❒ wenn ich Sorgen habe,
❒ bei unangenehmen Gefühlen.

Anregungs-Rauchen:
Ich rauche ❒ um in Schwung zu kommen,
❒ um nicht schlaff zu werden,
❒ zur Konzentration,
❒ zur Aufmunterung,
❒ um mich aufzuputschen.

Ablenkungs-Rauchen:
Ich rauche ❒ um etwas in der Hand zu haben,
❒ um etwas im Mund zu haben,
❒ damit ich mit dem Rauch spielen kann,
❒ aus Verlegenheit und Unsicherheit.

Genuß-Rauchen:
Ich rauche ❒ zur Entspannung,
❒ nach dem Essen,
❒ in gemütlichen Pausen,
❒ um mich zu belohnen,
❒ im Bett,
❒ wenn ich mit anderen zusammen bin.

Gewohnheits-Rauchen:
Ich rauche ❒ automatisch,
❒ oft ohne es recht zu merken,
❒ ohne darüber nachzudenken,
❒ eher gleichgültig,
❒ ohne besonderen Genuß.

Abhängigkeits-Rauchen:
Ich rauche ❒ aus starkem Verlangen nach Zigaretten,
❒ weil ich unruhig und nervös werde,
❒ weil ich das Fehlen der Zigarette spüre,
❒ weil ich mich vom Nikotin abhängig fühle.

In welcher der Beschreibungen erkennen Sie sich am besten wieder? Rauchen Sie zum Beispiel eher im Streß oder sind Sie mehr Genußraucher/in? Oder vielleicht beides?

2. Rauchmuster beobachten

Damit Sie sich über einen längeren Zeitraum Rechenschaft über Ihr Rauchmuster ablegen können, haben wir für die erste Woche des Programms eine besondere Aufgabe für Sie vorgesehen:

Aufgabe 1: Rauchmuster beobachten

Beobachten Sie sich diese Woche einmal ganz genau beim Rauchen.

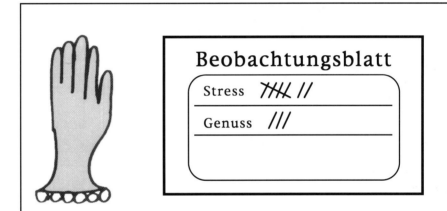

Schneiden Sie die Beobachtungsblätter im Anhang aus und wickeln Sie eines um Ihre Zigarettenschachtel. Jedesmal *bevor* Sie eine Zigarette anzünden, machen Sie einen Strich bei dem Rauchanlaß, der gerade zutrifft. Wenn die Schachtel fertig ist, wickeln Sie das Beobachtungsblatt um das nächste Päckchen.

Damit Sie üben können, welcher Rauchanlaß zutrifft, haben wir auf der nächsten Seite ein Arbeitsblatt vorbereitet. Hier können Sie Ihr Wissen testen. Die richtige Lösung finden Sie im Anhang.

Fragen							Abhän-gigkeit
1. Ich rauche vermehrt, wenn ich Ärger habe.							
2. Ich fühle mich sicherer, wenn ich rauche.							
3. Hatte ich keine Gelegenheit zu rauchen, werde ich unruhig.							
4. Rauchen hält mich wach, wenn ich müde werde.							
5. Wenn ich nervös bin, zünde ich mir eine Zigarette an.							
6. Oft merke ich gar nicht, daß ich eine Zigarette in der Hand habe.							
7. Ich rauche, um mich besser konzentrieren zu können.							
8. Wenn ich Zeit habe, zünde ich mir in Ruhe eine an.							
9. Eine Zigarette bringt mich in Schwung, wenn ich wenig geschlafen habe.							
10. Ich rauche unter Zeitdruck mehr.							
11. Am liebsten rauche ich, wenn ich mich dabei entspannen kann.							
12. Ich rauche oft nur, um etwas in den Händen zu haben.							
13. Wenn es so richtig gemütlich ist, nehme ich eine Zigarette.							
14. Es fällt mir oft gar nicht auf, daß ich rauche.							
15. Ich halte es kaum aus, eine Zeitlang ohne Zigarette zu sein.							
16. In Gesellschaft ist mir wohler mit einer Zigarette in Händen.							
17. Ich greife ganz automatisch zur Zigarette.							
18. Ich muß unbedingt rauchen, sonst werde ich leicht reizbar.							

3. Rauchmuster durchschauen

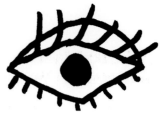

Gewohnheiten werden durch ständige Wiederholung, verbunden mit angenehmen Vorstellungen und Empfindungen, besonders gut gelernt. Das gilt für harmlose Gewohnheiten wie etwa «mit den Schlüsseln spielen» oder «an den Haaren zupfen» genauso wie für schädigende Gewohnheiten wie Rauchen.

Die Werbung verknüpft Erotik, Erfolg, Emanzipation der Frau, Abenteuer, Freiheit und Genuß mit der jeweiligen Zigarettenmarke. So wird die bestehende Gewohnheit unbewußt immer wieder neu mit positiven Vorstellungen verbunden und dadurch verstärkt.

Demgegenüber wird der Raucher oder die Raucherin seltener mit den schädlichen Folgen des Rauchens konfrontiert. Unangenehme und belastende Informationen wirken außerdem weniger motivierend für den Ausstieg.

Die Erkenntnis der Schädlichkeit des Rauchens genügt also oft noch nicht, um mit der alten Gewohnheit zu brechen. Sonst würden die meisten Raucher nicht mehr zur Zigarette greifen.

Warum reicht aber die Erkenntnis nicht aus, um zu handeln?

○ **Gewohnheiten erschweren das Um- oder Neulernen.**

○ **Durch sehr häufiges Wiederholen werden Handlungen automatisiert, dadurch zur Gewohnheit und somit resistenter gegen Veränderung.**

Im Grunde genommen ist die Automatisierung eine sehr nützliche Einrichtung unseres Gehirns. Erst sie ermöglicht schnelles und flüssiges Verhalten, wie zum Beispiel das Lesen. Sie müssen jetzt nicht mehr wie ein Erstkläßler Texte mühsam Buchstabe für Buchstabe entziffern. Im Gegenteil: Sie stehen fast unter einem Lesezwang. Wenn sich Ihre Aufmerksamkeit auf etwas Gedrucktes richtet, lesen Sie es meistens auch.

Nützliches Verhalten wie Lesen, Autofahren oder Stricken kann automatisiert werden, aber auch sinnloses Verhalten wie Nägelkauen, mit den Fingern schnipsen, am Kopf kratzen, oder gesundheitsschädigendes Verhalten wie Rauchen.

Verschiedene Gründe tragen dazu bei, daß einmal erworbene Automatismen nicht so leicht abzuschütteln sind:

⊳ Kurzfristig angenehme Aspekte – zeitlich verzögerte schädliche Folgen

Die schädlichen Folgen des Rauchens treten zeitlich stark verzögert auf. Erst wenn man schon längst fest in der Gewohnheit steckt, beginnt man morgens zu husten, in Atemnot zu sein und Vorformen von Lungenkrebs zu entwickeln. Wenn man sich jedesmal beim Rauchen einer Zigarette verbrennen würde, hörte man wahrscheinlich wesentlich schneller damit auf und es würde keine Gewohnheit daraus.

⊳ Das Erlernen der Gewohnheit ist einfach

Das Erlernen der Gewohnheiten ist leicht. Die Gesten beanspruchen wenig Aufmerksamkeit, weil es sich um Abfolgen von Handgriffen handelt, die selbst ein kleines Kind mühelos durchführen könnte. Müßte man für jede Zigarette erst drei lange Gedichte auswendig lernen, würden bedeutend weniger Menschen rauchen.

⊳ Die Gewohnheit strukturiert den Tagesablauf

Viele Raucher markieren ihren Tagesbeginn mit einer Zigarette. Sie rauchen während der Pause oder beim Kaffee, nachdem sie ein schwieriges Problem gelöst haben, oder nach einem Telefongespräch. Die Zigarette ist sozusagen die Punkt- und Kommasetzung im Tagesablauf.

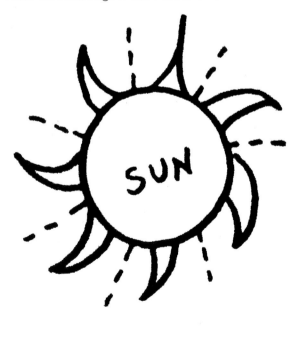

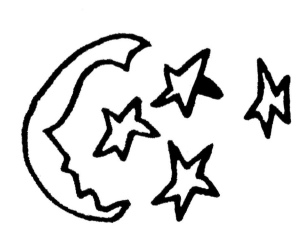

☞ Gewohnheiten bauen körperliche Spannungen ab

Beim konzentrierten Arbeiten, in unangenehmen Situationen oder wenn es langweilig ist, entstehen leicht Verspannungen im Körper. Einfache Bewegungen, die wenig Aufmerksamkeit beanspruchen, helfen dabei, diese Verspannungen abzubauen. Das gilt für das Trommeln mit den Fingern ebenso wie für das Zigarettenrauchen.

☞ Gewohnheiten helfen unangenehme Stimmungen überbrücken

Viele Gegebenheiten, wie z. B. besondere Musikstücke, der Gedanke an unangenehme oder schwierige Arbeiten oder verletzende Äußerungen von anderen, lösen beunruhigende Stimmungen und Gefühle wie Fernweh, Einsamkeit, Angst oder Ärger aus. Wir suchen nach Möglichkeiten, um über diese Stimmungen hinwegzukommen. Hier geben alte Gewohnheiten das Gefühl von Sicherheit und Geborgenheit.

☞ Gewohnheiten verändern scheinbar die Situation und vermitteln das Gefühl, Kontrolle auszuüben

In Situationen, in denen jemand sich unsicher oder hilflos fühlt, gibt eine Gewohnheit (zum Beispiel Rauchen) ihm das Gefühl, die Situation kontrollieren zu können. Indem man sich auf die Gewohnheit zurückzieht, hat man den Eindruck, etwas zu unternehmen. Die Gewohnheit kann auch als Puffer dienen, damit man sich nicht direkt mit der Situation auseinanderzusetzen hat.

Wie Sie sehen, gibt es gute Gründe für das Weiterbestehen von Gewohnheiten. Nur *welche* Gewohnheiten Sie weiter bestehen lassen, das ist entscheidend!

4. Rauchmuster durchbrechen

Wenn Sie jetzt wirklich mit dem Rauchen aufhören möchten, dann gilt es eine Reihe von Regeln zu beachten:

☞ Das Durchbrechen der Gewohnheit braucht Zeit.

Um die alte Gewohnheit so gut zu lernen, daß Sie sie fast wie ein Roboter durchführen können ohne nachzudenken, haben Sie lange üben müssen. Neue Gewohnheiten, die an die Stelle der alten treten sollen, brauchen viel Zeit, bis sie eingeschliffen sind.

Das Durchbrechen verlangt Aufmerksamkeit

Da Gewohnheiten automatisiert sind und ablaufen, ohne daß man sich dessen bewußt wird, ist beim Durchbrechen der Gewohnheit Aufmerksamkeit gefragt. Mutlosigkeit, Rückfälle und Lustlosigkeit treten am ehesten bei verminderter Wachsamkeit auf. Ist man hellwach und konzentriert, sieht man den blauen Dunst als Schall und Rauch. Bei herabgesetzter Aufmerksamkeit läßt man sich eher vernebeln.

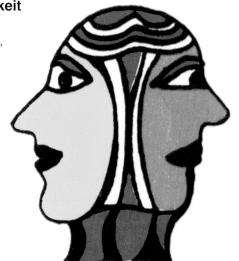

 Das Durchbrechen der Gewohnheit erfordert Engagement

Will man die alte Gewohnheit ersetzen, kann das nur durch das Erlernen neuer Gewohnheiten geschehen. Das erfordert einige Veränderungen im Leben. Der Veränderung von Gewohnheiten steht das Trägheitsprinzip entgegen. Da heißt es, sich immer wieder neu engagieren und sich nicht unterkriegen lassen.

 Das Durchbrechen der Gewohnheit gelingt durch Neuorientierung

Erfolgreiches Ablegen der Gewohnheit erfordert auch, daß man seine Interessen auf Neues richtet, um der abzulegenden Gewohnheit so wenig Raum wie möglich zu lassen. So gilt es, in der Übergangsphase so viele angenehme Aktivitäten wie möglich an die Hand zu nehmen, damit man keinen Platz mehr für die Zigarette hat.

 Das Durchbrechen der Gewohnheit erfordert Anstrengung

Die erste Zeit ohne die liebgewordene Gewohnheit erfordert Anstrengung, Selbstüberwindung und eine sich täglich erneuernde Motivation. Durch Ihre Beschäftigung mit diesem Buch haben Sie bereits unter Beweis gestellt, daß Sie motiviert sind. Nun gilt es, diese Motivation aufrecht zu erhalten.

Kapitel 4

Was tun, wenn man Lust auf eine Zigarette hat ...?

Sie wissen inzwischen, wann und wo Sie zu rauchen beginnen. Somit wissen Sie auch, wann und wo Sie besonders auf der Hut sein müssen. Um die entscheidenden Momente ohne Zigarette zu überstehen, sollten Sie nun planen, was Sie anstelle des Rauchens tun können. Halten Sie sich vor Augen:

○ **Das Bedürfnis nach einer Zigarette dauert nie sehr lange.**

○ **Auf jeden Fall vergeht es von selbst und schneller als Sie meinen.**

○ **Sie können die kritischen Momente leichter durchhalten, wenn Sie das Rauchen durch etwas anderes *ersetzen*.**

1. Ersatz finden

Daß Sie in einer bestimmten Situation rauchen, entspricht einem Ihrer Bedürfnisse. Nehmen Sie dieses Bedürfnis ernst, aber suchen Sie nach einer kreativeren Möglichkeit, es zu befriedigen.

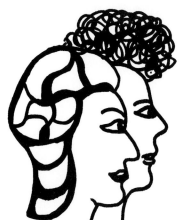

Mit einer guten Ersatz-Idee tut das Aufhören weniger weh!

Wenn Sie nichts anderes an die Stelle der Zigarette setzen, um Ihre Bedürfnisse zu befriedigen, dann nagt das Verlangen weiter an Ihnen. Genauso wie man zwischen verschiedenen Speisen auswählen kann, gibt es auch verschiedene Alternativen zur Zigarette.

Dazu ein kürzlich erlebtes Beispiel eines Schreiners, der das Rauchen satt hatte:

Beispiel

Als Herr F. bei uns Einbauschränke montierte, während wir am Nichtraucher-Buch arbeiteten, fragte er, ob er sein Radio einschalten könne. Er sagte:

«Ich habe aufgehört zu rauchen und bin ohne Zigarette zur Zeit noch etwas nervös. So wie andere statt zu rauchen Kaugummi kauen oder Bonbons lutschen, höre ich Musik. Meistens bin ich allein beim Montieren und da brauche ich etwas Abwechslung. So habe ich bis jetzt ganz gut durchgehalten.»

Sie müssen also planen, was Sie tun wollen, um in den ‹schwachen Minuten› stark zu bleiben. Dazu überlegen Sie sich am besten folgendes:

Was tue ich ganz konkret, wenn ich ein heftiges Verlangen nach einer Zigarette spüre? Was unternehme ich gegen den ‹automatischen› Griff zur Zigarette?

Nicht in jeder Ihrer kritischen Rauchsituationen werden Sie gleich viel Zeit und Ausweichgelegenheiten haben, um die Zigarette zu ersetzen. Überlegen Sie, welche Möglichkeiten für Sie in Frage kommen. Das nächste Arbeitsblatt hilft Ihnen dabei.

Arbeitsblatt 9:
Meine Alternativen zum Rauchen

 Unterstreichen Sie die Möglichkeiten, von denen Sie sich angesprochen fühlen, und suchen Sie selber noch nach weiteren Ideen.

Bei wenig Zeit und Ausweichmöglichkeiten:

Einige Male ganz langsam und tief durchatmen
Hände in die Hosentasche stecken
Kurzentspannung
Einen Schluck Wasser trinken
Das Fenster öffnen und frische Luft schnappen
Sich kurz auf einen Gegenstand im Raum konzentrieren
Kaugummi kauen, Bonbon (zuckerfrei) lutschen
Etwas kritzeln
Pfeifen, summen

_____

_____

Wenn etwas Zeit vorhanden ist:

Zeitung lesen
Apfel essen
Gründe für das Nichtrauchen nachlesen
Aufstehen und in einen anderen Raum gehen
Kurze Gymnastikübung
Tagträumen

_____

_____

Wenn viel Zeit vorhanden ist:

Spazieren gehen
Ein Bad nehmen
Freunden telefonieren
Handarbeiten, basteln
Sport treiben
Sich körperlich betätigen

_____

_____

Bereiten Sie auch unauffällige, kurze Varianten vor, die Sie einsetzen können, wenn Sie nicht viel Zeit haben, die Ihnen aber doch helfen können, den kritischen Moment zu überwinden.

Dazu noch ein kurzes Beispiel:

Beispiel

Ruth L. (35 J.), verheiratet, 2 Kinder, arbeitet seit einem Jahr halbtags wieder als Sekretärin. Am Arbeitsplatz wird viel geraucht, und unversehens raucht auch sie ein Paket Zigaretten pro Tag. Sie will aber unbedingt wieder mit dem Rauchen aufhören und zerbricht sich den Kopf nach einem Ersatz.

Zunächst versucht sie es mit Kaugummi. Das geht auch eine Weile recht gut, bis ihr Chef eine abfällige Bemerkung macht. Und schon steigt ihr Zigarettenkonsum. Da findet sie eine neue Möglichkeit. Jetzt stellt sie sich eine Flasche Mineralwasser neben ihren Schreibtisch und trinkt einen Schluck Wasser, wenn sie Lust auf eine Zigarette hat.

Trainieren Sie jetzt gleich einige Male hintereinander die Ersatzmöglichkeiten, die Sie ausgesucht haben. Sie sollen so zur Gewohnheit werden, wie dies das Rauchen war.

Nun gilt es noch, Ihre kritischen Situationen mit geeigneten Ersatzmöglichkeit zu kombinieren.

Arbeitsblatt 10: Zigaretten-Ersatz für kritische Situationen finden

 Suchen Sie für die Situationen, in denen das Rauchverlangen bei Ihnen besonders stark ist, einen geeigneten Ersatz. Diesen Ersatz sollten Sie so wählen, daß er das Rauchen überflüssig macht und Ihren Bedürfnissen in der Situation gerecht wird.

‹Kritische› Situation:	Mein Ersatz:
Immer beim Kaffeetrinken rauchen	➥ Statt Kaffee Fruchtsaft oder Tee trinken
Beim Zeitung lesen	➥ Mit dem Daumen den kleinen Finger massieren
In der Kaffeepause	➥ Mit dem Löffel in der Tasse herumrühren
Arbeiten unter Zeitdruck	➥ Kurzentspannung
	➥ auf Bleistift herumkauen
Beim Warten	➥ Kreuzworträtsel lösen
_____	➥ _____
_____	➥ _____
_____	➥ _____
_____	➥ _____
_____	➥ _____
_____	➥ _____
_____	➥ _____

Für Ihre weitere Planung ist es ganz besonders wichtig, daß Sie sich intensiv mit Ihrer ersten Zigarette am Morgen auseinandersetzen.

2. Die erste Zigarette am Tag

Wie Sie aus eigener Erfahrung wissen, ist die erste Zigarette am Morgen für die meisten Raucher und Raucherinnen etwas Besonderes. Das liegt daran, daß der Nikotinspiegel über Nacht gesunken ist und sich daher das Bedürfnis zu rauchen am Morgen besonders bemerkbar macht. Aus diesem Grund müssen Sie den Ersatz für die erste Zigarette am Morgen ganz besonders gut planen.

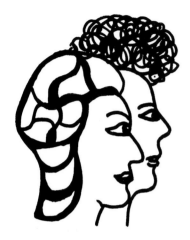

Wenn Du jeden Tag die erste Zigarette nicht rauchst, bist Du schon Nichtraucher.

Welche Möglichkeiten sehen Sie vor, um diese gefährliche Klippe zu umschiffen?

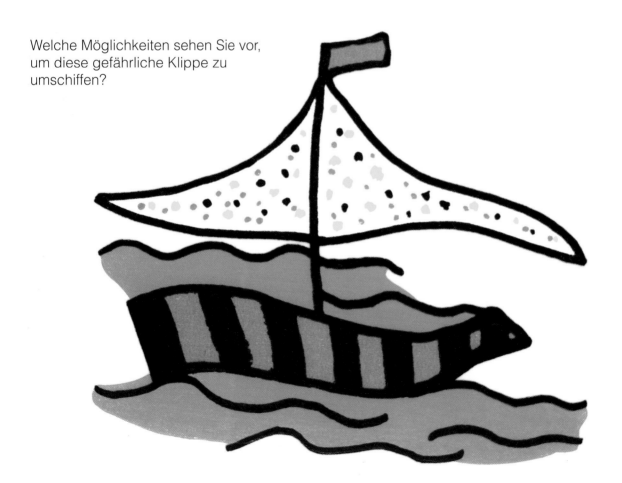

Arbeitsblatt 11:
Alternativen für die erste Zigarette

 Kreuzen Sie die Möglichkeiten an, die für Sie in Betracht kommen, und ergänzen Sie die nachfolgende Liste nach Ihren eigenen Bedürfnissen.

Sie führen im Bett einige einfache Turnübungen durch, um den Kreislauf in Schwung zu bringen, z.B. sich ganz bewußt strecken oder mit den Beinen Velo fahren.	☐
Sie stellen sich eine Thermoskanne mit heißem Tee oder ein anderes Getränk neben das Bett und trinken langsam und genußvoll.	☐
Sie können sich auch etwas zum Knabbern neben das Bett legen, z.B. einen Zwieback.	☐
Sie gehen zum Fenster, öffnen es ganz weit und holen tief Luft.	☐
Sie putzen Ihre Zähne besonders lang und sorgfältig und massieren mit der Zunge das Zahnfleisch.	☐
Sie konzentrieren sich beim Frühstück auf langsames und bewußtes Kauen des knusprigen Brötchens, des Toasts, des Vollkornbrots, des Apfels oder der Getreideflocken.	☐
Sollten Sie nicht frühstücken, versuchen Sie Kaugummi zu kauen.	☐
_____	
_____	
_____	
_____	
_____	

Wenn Sie stark von Nikotin abhängig sind, dann ist eine gute Planung für den Ersatz der ersten Zigarette besonders wichtig. Wie aber können Sie Ihre Abhängigkeit einschätzen? Machen Sie den folgenden Raucher-Test (nach Fagerström) des Eidgenössischen Bundesamtes für Gesundheitswesen.

Arbeitsblatt 12: Raucher-Test

 Markieren Sie die Aussagen, die auf Sie zutreffen, und berechnen Sie dann Ihre Gesamtpunktzahl.

Beantworten Sie bitte folgende Fragen	2 Punkte	1 Punkt	0 Punkte	Ihre Punkte
1. Wie viele Zigaretten rauchen Sie pro Tag?	über 25	16–25	bis 15	
2. Wie hoch ist der Nikotingehalt «Ihrer» Zigarette?	über 0.9 mg	0.5–0.9 mg	bis 0.4 mg	
3. Inhalieren Sie?	immer	gelegentlich	nie	
4. Wann rauchen Sie Ihre erste Zigarette nach dem Aufstehen?		innert 30 Minuten	später	
5. Fällt es Ihnen schwer, ein Rauchverbot einzuhalten?		ja	nein	
6. Auf welche Zigarette möchten Sie am wenigsten verzichten?		die erste nach dem Aufstehen	eine andere	
7. Rauchen Sie gelegentlich auch, wenn Sie wegen Grippe oder Erkältung im Bett liegen?		ja	nein	
			Total	

Auswertung:

Übertragen Sie Ihr Punkte-Total auf die Skala und kreuzen Sie die zutreffende Zahl an.

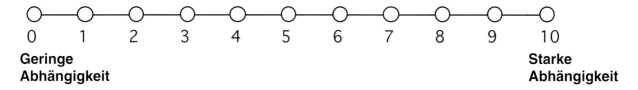

| 0 | 1 | 2 | 3 | 4 | 5 | 6 | 7 | 8 | 9 | 10 |

Geringe Abhängigkeit

Starke Abhängigkeit

Nun sehen Sie, wie stark Sie vom Nikotin abhängig sind.

Wenn Sie unter körperlichen Entzugs-Erscheinungen leiden, dann können Sie auch eine Nikotinsubstitution in Betracht ziehen.

Psychischen und körperlichen Entzug entkoppeln

Ein vorübergehender Zigaretten-Ersatz kann durch Nikotinkaugummi, Nikotintabletten oder durch ein unter ärztlicher Kontrolle angewendetes Nikotinpflaster erfolgen. Dies ermöglicht es Ihnen, sich weitgehend ohne körperliche Entzugsbeschwerden von ihrer Rauchgewohnheit zu lösen und andere Verhaltensweisen einzuüben.

Ihren Ausstieg führen Sie bei diesem Vorgehen gestaffelt durch. Zuerst gehen Sie den psychischen Entzug durch den Abbau Ihrer Rauchgewohnheiten an. Ihrem Körper wird währenddessen weiterhin Nikotin zugeführt. Wenn Sie den psychischen Entzug «im Griff haben», dann bauen Sie die «künstliche» Nikotinzufuhr langsam ab und Ihr Körper gewöhnt sich daran, ohne Nikotin auszukommen.

Sie dürfen den Nikotin-Ersatz erst dann benutzen, wenn Sie vollständig aufgehört haben zu rauchen. Keinesfalls dürfen Sie noch zusätzlich Zigaretten konsumieren. Auch müssen Sie den Nikotin-Ersatz später ausblenden, damit die Nikotinabhängigkeit nicht weiter bestehen bleibt.

Eine mißbräuchliche Verwendung dieser Mittel kann zu körperlichen Beschwerden beitragen. Nikotinpflaster werden vom Arzt verschrieben und in ihrer Anwendung überwacht. Nikotin-Ersatzmittel sind mit Vorsicht zu verwenden, damit keine unerwünschten Nebenwirkungen auftreten. Bei korrekter Anwendung können jedoch Nikotinersatzmittel den Ausstieg erleichtern helfen.

Den ersten Teil des Buches haben Sie nun bereits durchgearbeitet. Auch der nächste Teil bereitet Sie weiter auf Ihren Rauch-Ausstieg vor. Bevor Sie aber den nächsten Teil in Angriff nehmen, sollten Sie bereits die Punkte auf der nachfolgenden Checkliste verankert haben.

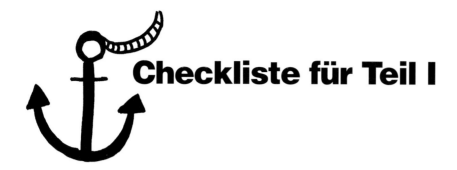

Checkliste für Teil I

☐ Sie haben Ihren Entschluß, Nichtraucher/Nichtraucherin zu werden, gefestigt und können Scheinargumente entlarven.

☐ Sie wissen nun, was bei Ihnen den Griff zur Zigarette auslöst.

☐ Sie kennen Ihr Rauchmuster und spüren besser, aus welchen inneren Bedürfnissen heraus Sie rauchen.

☐ Sie haben sich selbst beim Rauchen beobachtet.

☐ Sie haben damit begonnen, Ihre Rauchgewohnheiten zu destabilisieren.

☐ Sie kennen die Tücke der Gewohnheit und wissen ihr zu begegnen.

☐ Haben Sie vielleicht, wie viele andere auch, die Erfahrung gemacht, daß Sie allein durch die Beobachtung weniger rauchen?

☐ Sie stellen sich jetzt schon vor, was Sie an die Stelle der Zigaretten setzen werden, und probieren bereits diese neuen Möglichkeiten aus.

☐ Den Ersatz für Ihre erste Zigarette am Morgen haben Sie besonders gut vorbereitet.

Erst dann, wenn Sie alle diese Punkte abhaken können, sollten Sie den nächsten Teil bearbeiten. Denn nun ist Ihr Entschluß offenbar gut verankert.

Teil II

Die zweite Woche

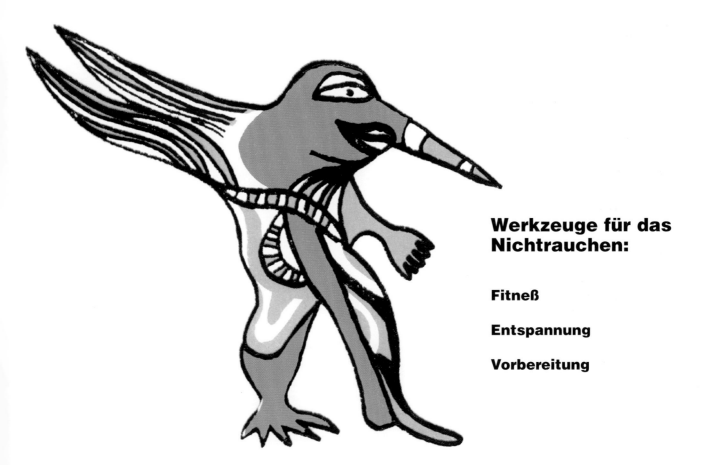

Werkzeuge für das Nichtrauchen:

Fitneß

Entspannung

Vorbereitung

In der zweiten Woche treffen Sie alle Vorbereitungen, um für die Rauchfreiheit fit zu sein. Da Sie mit der Punkt-Schluß-Methode arbeiten, ist diese Vorbereitungsphase besonders wichtig. Sie sollten sich dafür genügend Zeit nehmen. Veranlassen Sie alles Nötige, damit Ihnen der entscheidende Schritt auch wirklich gelingt.

Ihr nikotingewohnter Körper muß mit einer Stoffwechsel-Umstellung fertig werden. Dabei können Sie Ihren Organismus durch Fitneßübungen, Entspannungsübungen und eine angemessene Ernährung unterstützen.

Die entscheidende Umstellung findet aber in Ihrem Kopf statt. Ihre Vorstellungen, Gedanken und Erwartungen dürfen Ihnen nicht im Wege stehen, sondern sollten Ihnen helfen, sich der neuen Situation anzupassen. Andere Menschen können Ihnen beim Durchhalten helfen. Auch diese Unterstützung will geplant sein.

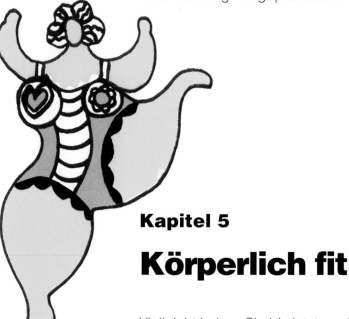

Kapitel 5

Körperlich fit

Vielleicht haben Sie bis jetzt gezögert, sich sportlich zu betätigen. Möglicherweise haben Sie überhaupt körperliche Anstrengungen vermieden, weil Sie leicht außer Atem kamen und schnell müde wurden.

Keine Angst, Sie brauchen keine sportlichen Höchstleistungen erbringen. Es geht hier nicht um Supermuskeln und Rekorde. Die Bewegung soll Ihnen Freude machen und Ihnen eine ganz neue Genuß-Dimension eröffnen. Neben den Vorteilen eines besseren Körpergefühls gibt es noch eine Reihe weiterer wichtiger Gesichtspunkte, die für mehr Bewegung sprechen.

1. Argumente für mehr körperliche Aktivität

Sie werden spüren, wie Sie besser und freier atmen können und durch Ihr Körpertraining mehr Sauerstoff aufnehmen. Allgemein verleiht Ihnen eine bessere Atmung höhere Spannkraft, läßt Sie leistungsfähiger werden und weniger rasch ermüden. Wenn man außerdem nach Ihrem Rauchstop den Kohlenmonoxyd-Ausstoß Ihrer Atemluft messen würde, dann erhielten Sie das Prädikat «umweltfreundlich».

☞ Rauchen wird häufig auch zum Spannungsabbau und zur inneren Beruhigung gebraucht. Die einfachen Rauch-Bewegungen kontrollieren scheinbar Nervosität und Verstimmung. Tatsächlich aber können Spannungen auf die Dauer viel besser durch körperliche Aktivität abgebaut werden.

☞ Durch Sport und Bewegung können Sie eine der Wirkungen des Nikotins ersetzen. Nikotin beschleunigt nämlich die Körperfunktionen. Wenn Sie sich genügend bewegen, kann die künstliche Aktivierung aufgrund von Nikotin durch eine natürliche Anregung der Körperfunktionen ersetzt werden. Sie können so Ihre Stoffwechselprozesse beschleunigen und damit auch gleichzeitig einer Gewichtszunahme vorbeugen.

☞ Wenn Sie beginnen, sich vermehrt körperlich zu betätigen, sinkt auch Ihr Verlangen nach Zigaretten. Denn häufig haben Leute bei körperlicher Anstrengung weniger Lust auf Tabak und auch weniger Appetit.

Sie sehen also, es sprechen wirklich gewichtige Argumente für mehr körperliche Fitneß. Außerdem werden Sie merken, daß Ihr Bedürfnis nach Bewegung steigt, je mehr Sie sich bewegen.

2. Konkrete Vorschläge

Der sanfteste Einstieg in eine «fittere» Zukunft besteht darin, mehr Bewegung in das tägliche Leben einzubauen. Die folgenden Tätigkeiten eignen sich besonders gut, wenn man sich schrittweise wieder an mehr Bewegung gewöhnen möchte:

☞ Treppen steigen statt Lift fahren

☞ kürzere Strecken zu Fuß gehen anstatt den Bus zu benutzen

☞ mit dem Fahrrad zur Arbeit fahren

☞ nach dem Abendessen einen Verdauungsspaziergang unternehmen

☞ im Garten arbeiten

☞ Lauftraining

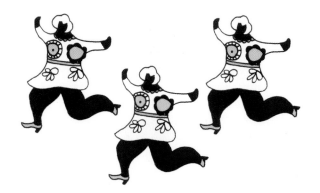

Wenn Sie sich dafür entscheiden, ein leichtes Lauftraining zu beginnen, dann sollten Sie sich folgende wichtige Grundsätze vor Augen führen:

Merkblatt 1: Hinweise zum Lauftraining

○ Beginnen Sie mit einem kurzen, ungefähr zwanzig-minütigen Training, bei dem Sie 'mal spazieren, mal locker (nicht schnell!) laufen. Fangen Sie also langsam an und vermeiden Sie den typischen Fehler von Anfängern, die sich überanstrengen und sich damit alles verleiden.

○ Kontrollieren Sie häufig Ihren Puls, damit Sie ein Gefühl für die optimale Belastung bekommen (Puls nie über 130 Schläge pro Minute). Wenn Sie über 50 Jahre alt sind, dann berechnen Sie Ihren maximalen Puls nach der Formel: 180 minus Lebensalter. Wenn Sie also 60 Jahre sind, sollte sich Ihr Puls nicht über 120 Schläge pro Minute erhöhen.

○ Während des Laufens sollten Sie sich immer mit einem Mitläufer unterhalten können (also nicht so intensiv trainieren, daß Sie außer Atem kommen).

○ Um Seitenstechen zu vermeiden, sollten Sie zwei Stunden vor dem Laufen nichts mehr essen und trinken.

○ Beenden Sie Ihre Aktivitäten nicht schlagartig, sondern lassen Sie diese allmählich ausklingen.

○ Regelmäßiges kurzes Training (etwa dreimal pro Woche 20 Minuten) ist wirksamer als ein intensives, erschöpfendes Training.

○ Nach dem Training sollten Sie sich wohl fühlen und nicht geschlaucht und kaputt.

▷ Weitere Möglichkeiten

Doch es muß nicht immer «Jogging» sein. Auch Tanzen, Turnen, Tennis oder Federball sind unter anderem gute Alternativen. Besonders geeignet sind Sportarten, die den ganzen Körper gleichmäßig belasten und Ausdauersportarten wie etwa Schwimmen, Bergwandern, Joggen, Skilanglauf, Radfahren.

So bringen Sie Ihren Körper wieder Schritt für Schritt in Schwung. Dazu kommt das verbesserte Körpergefühl, die neu gewonnene Spannkraft – wären das nicht Gründe genug, mit einem leichten aber regelmäßigen Training zu beginnen?

Arbeitsblatt 13:
Welche Bewegungsmöglichkeit wählen Sie?

Spazierengehen	❏	Skilanglauf	❏
Wandern	❏	Stretching	❏
Laufen	❏	Turnen	❏
Joggen	❏	Radfahren	❏
Tanzen	❏	Schwimmen	❏
Ballspiele	❏	Tennis	❏
_____	❏	_____	❏
_____	❏	_____	❏

Probieren Sie einfach aus, welche Bewegungsart Ihnen gut tut. Wenn Sie Gelegenheit haben, ein Fitneßcenter, einen Sportclub oder ein Stretching-Training zu besuchen, dann können Sie in Gesellschaft das Angenehme mit dem Nützlichen verbinden.
Denken Sie daran, es ist nicht unbedingt das Ausmaß an sportlicher Leistung, das zählt, sondern Ihre wiedergewonnene Freude an der Bewegung und das Entdecken Ihrer neuen körperlichen Möglichkeiten. Im Anhang finden Sie eine Bestellkarte, mit der Sie eine Fitneß- und Entspannungskassette bestellen können.

Und nun viel Spaß beim Start ins Fitneß-Programm!

Nicht nur Bewegung und Sport erleichtern Ihnen die Umstellung. Auch das, was sich in Ihrem Kopf abspielt, kann entscheiden, wie Sie Ihr Nichtraucher-Leben bewältigen.

Bei der Bearbeitung dieses Kapitels hat uns Herr R. Venzl, E.T.H. Zürich, unterstützt.

Kapitel 6

Geistig fit bleiben

Wie zur körperlichen Fitneß Kraft, Ausdauer, Beweglichkeit und Koordination gehört, so gehört zur geistigen Fitneß Zielstrebigkeit, Konzentration, Phantasie und geistige Beweglichkeit. Wie können Sie diese Fähigkeiten als zukünftige(r) Nichtraucher(in) optimal einsetzen?

Die Vorstellungsbilder, die Sie in Ihrer Phantasie entwickeln, die Gedanken, die Ihnen bei Ihren Handlungen in den Sinn kommen, und die Erwartungen, mit denen Sie an neue Situationen herangehen, beeinflussen sehr stark den Erfolg Ihrer Vorhaben.

Viele Menschen sind sich gar nicht bewußt, wie stark sie positiv oder negativ durch Ihre Gedanken, Vorstellungen und Erwartungen beeinflußt werden. Vor allem aber wissen sie nicht, daß sie diese auch trainieren können, wie man seine Muskeln trainiert.

Stellen Sie sich folgende Situation vor:

Beispiel

Ein mittelmäßiger Skifahrer kommt an einen steilen vereisten Hang. Er sagt zu sich: «Da komme ich nie hinunter.» In Gedanken sieht er sich schon auf dem Eis ausrutschen. Er hat kein Vertrauen in seine Fahrkünste. Verkrampft und ängstlich beginnt er die Abfahrt, fährt viel schlechter als sonst und tatsächlich stürzt er.

Was hat, außer der mittelmäßigen Fahrtechnik, die Situation für den Skifahrer noch erschwert ?

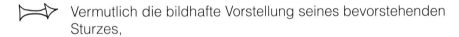 Vermutlich die bildhafte Vorstellung seines bevorstehenden Sturzes,

seine negativen Selbstgespräche,

seine aus Angst verkrampften Muskeln.

Beispiel

Stellen Sie sich nun noch einmal die gleiche Situation vor. Der gleiche mittelmäßige Skifahrer kommt an den steilen vereisten Hang. Er sagt jetzt zu sich: «Da komme ich gut hinunter.» Er sieht vor seinem geistigen Auge, wie er vorsichtig und konzentriert die schwierigen Stellen meistert, und er stellt sich schon vor, wie erleichtert er sein wird, wenn das Ziel sicher erreicht ist. Tatsächlich gelingt es ihm, gut anzukommen.

Ähnlich wie für den Skifahrer ist es auch für Sie wichtig, darauf zu achten, welche Bilder, Gedanken und Erwartungen Ihnen bei allem, was das Rauchen betrifft, durch den Kopf gehen. Wir möchten Ihnen in den nachfolgenden Abschnitten einige Hinweise geben, wie Sie Ihr Denken konstruktiv beeinflussen können.

Auch im Leistungssport machen Trainer und Sportler sich die Macht der Gedanken und Vorstellungen zunutze, um die Leistungen zu steigern und um Rückschläge besser verkraften zu können.

Aber wie schaffen Sie es, daß Sie mit guten Ideen und Mut über die nächsten Runden kommen, ohne sich unterkriegen zu lassen?

1. Vorstellungsbilder gebrauchen

Wenn jemand sich an eine neue Situation gewöhnen möchte und nur mit Mühe von der alten Gewohnheit loskommt, dann ist es günstig, wenn er sich die alte Situation möglichst negativ vorstellt. Die neue Situation, sollte er sich dagegen positiv ausmalen.

Beispiel

Suzanne S. (23 J.), Studentin, stellte sich vor, ein Drache hätte ihre Zigaretten in Verwahrung. Jedesmal, wenn sie zu einer Zigarette greifen wollte, sah sie vor ihrem geistigen Auge das furchterregende Ungeheuer, das sie anglotzte.

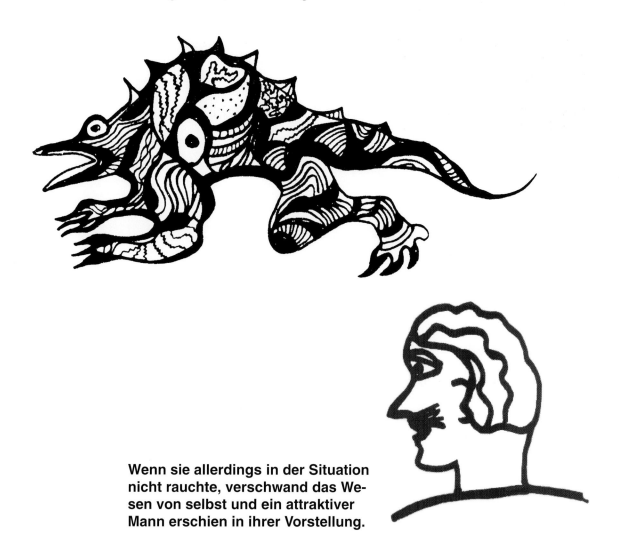

Wenn sie allerdings in der Situation nicht rauchte, verschwand das Wesen von selbst und ein attraktiver Mann erschien in ihrer Vorstellung.

Dieses Bild erleichterte es ihr, mit dem Rauchen aufzuhören. Vielleicht stellen Sie sich lieber eine schöne Reise vor, die durch das eingesparte Geld möglich wird.

Überlegen Sie sich, welche inneren Filme Sie sich vorspielen möchten.

Arbeitsblatt 14: Vorstellungsbilder entwerfen

▷ Skizzieren Sie Ihr «Drehbuch» in einigen wenigen Stichworten:

Negatives Vorstellungsbild:

_____

_____

_____

_____

_____

Positives Vorstellungsbild:

_____

_____

_____

Für den Gebrauch von Vorstellungsbildern beachten Sie:

○ **Wenn man entspannt ist, gelingen Vorstellungsbilder besonders gut.**

○ **Bleiben Sie mindestens eine Woche bei dem Bild, das eine positive Wirkung auf Sie hat.**

○ **Versuchen Sie sich so intensiv wie möglich in das Vorstellungsbild einzuleben.**

2. Gedanken beeinflußen

Unser innerer Dialog übt einen steuernden Einfluß auf unsere Handlungen und Leistungen aus. So wie im Sport die Fans ihre Mannschaft mit Zurufen ermutigen, so können auch Sie sich mit «inneren Zurufen» anfeuern. Solche inneren Zurufe werden Selbstzuspruch genannt.

Denken Sie dabei daran:

**Negativer Selbstzuspruch blockiert,
positiver Selbstzuspruch gibt Kraft.**

Reden Sie sich selbst gut zu und legen Sie sich einen positiven Satz zurecht wie zum Beispiel:

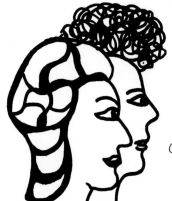

Ohne Rauch geht's auch.

Nun sind Sie an der Reihe. Lassen Sie Ihre Phantasie spielen und notieren Sie sich aufmunternde Sätze, die zu Ihnen passen.

Arbeitsblatt 15: Selbstzuspruch

 Kreuzen Sie die Aussagen an, die Ihnen gefallen. Denken Sie sich selbst weitere aufmunternde Sätze aus und formulieren Sie diese positiv oder neutral. Vermeiden Sie negative Formulierungen.

❐ «Ich halte durch.»

❐ «Ich schaff' das schon!»

❐ «Diese Herausforderung nehme ich an.»

❐ «Es wird schon wieder.»

❐ «Gleich geht's besser.»

❐ «Das halte ich auch noch aus.»

_____

_____

_____

_____

_____

_____

_____

Wie gehen Sie aber mit negativen Gedanken um?

Wenn Sie merken, daß entmutigende, negative Gedanken durch Ihren Kopf ziehen, dann stoppen Sie diese so schnell wie möglich und ersetzen Sie sie durch positive Formulierungen wie in Arbeitsblatt 15.

Sie können die negativen Gedanken auch stoppen, indem Sie sich ein Stop-Schild vorstellen oder laut 'Halt' zu sich sagen.

Wenn Sie zum Beispiel denken: «Jetzt ist doch alles egal.»

Dann sagen Sie zu sich: «Stop»

Ebenso gefährlich ist es, sich auszumalen, wie genüßlich doch das Rauchen ist, und wie man ohne Zigaretten zu leiden haben wird.

Auch hier heißt es: «Stop»

Wenn Sie schon jetzt erwarten, daß Ihr Versuch, das Rauchen aufzugeben fehlschlägt, dann setzen Sie unnötig Ihren Erfolg als Nichtraucher auf's Spiel.

Bremsen Sie sich mit einem: «Stop»

Noch besser ist es, wenn Sie negative Gedanken erst gar nicht aufkommen lassen, sondern sich von Anfang an positiv einstellen.

3. Erwartungen aufbauen

Vielleicht haben Sie in der Vergangenheit bereits erfolglos versucht, das Rauchen aufzugeben. Jetzt haben Sie möglicherweise die Erwartung, daß es auch diesmal nicht klappen könnte. In diesem Fall helfen Ihnen wahrscheinlich die folgenden Informationen:

○ **Viele Ex-Raucher brauchen mehrere Anläufe, um von der Zigarette loszukommen.**

○ **Bei jedem Anlauf haben Sie wertvolle Hinweise gewonnen, die Ihnen in Zukunft helfen können, die gleichen Fehler zu vermeiden.**

○ **Einmal den ernsthaften Entschluß zum Aufhören gefaßt, schaffen es die meisten früher oder später.**

Beispiel

Michel (28 J.), Architekt, wird in Kürze heiraten. Seine zukünftige Frau wünscht sich schon lange, daß er mit Rauchen aufhört. Sie möchte nämlich, daß in der neuen größeren Wohnung nicht mehr alles so verraucht ist. Beide wünschen sich in absehbarer Zeit ein Kind und gerade dieser Gedanke läßt in ihm den Entschluß reifen, jetzt endlich ernst zu machen. Frau und Baby sollen keine Passivraucher werden. Er stellt sich schon jetzt die Freude und Bewunderung von Anja vor, wenn er seinen Entschluß wahr macht.

Lassen Sie sich jetzt nicht mehr von früheren negativen Erwartungen leiten. Eine dieser negativen
Erwartungen, die viele RaucherInnen vom Aufhören abhält, ist die Angst, ohne Zigaretten
zu dick zu werden.

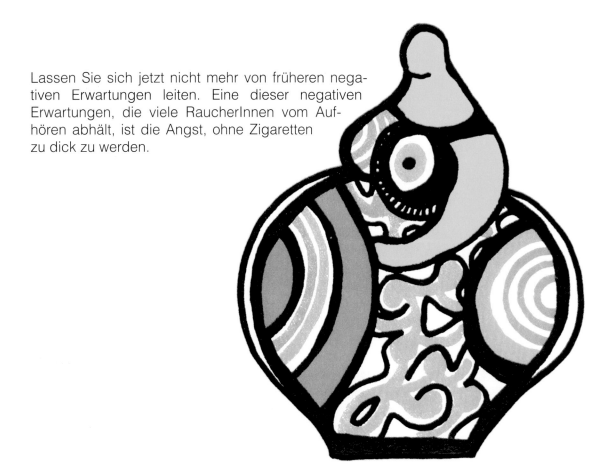

Im nächsten Kapitel erfahren Sie, wie diese negative Erwartung sich
durch geeignete Maßnahmen verändert und ihre bremsende Wirkung
verliert.

Kapitel 7

Essen Sie sich fit

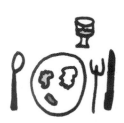

Häufig besteht die Befürchtung, daß man an Gewicht zunimmt, wenn man aufhört zu rauchen. Vielen Personen gelingt es aber, ihr Gewicht zu halten. Dies kommt daher, daß sie mit dem Aufhören gleichzeitig gesundheitsbewußter werden, sich überlegter ernähren und sich mehr bewegen. Nach einer neuen amerikanischen Studie unterscheiden sich Ex-Raucher in ihrem Körpergewicht nicht von Personen, die nie geraucht haben.

Für einen Teil der neuen Nichtraucher ist jedoch die Angst um die Figur nicht unberechtigt. Sie nehmen zu. Das Gewicht der Raucher(innen) ist nämlich im Durchschnitt geringer als das Gewicht der Nichtraucher(innen). Nach dem Aufhören kann die Gewichtszunahme durchschnittlich zwei bis vier Kilogramm betragen. Die Hälfte der Raucher(innen) nimmt aber weniger zu. Dennoch ist es beim Rauchstop sehr wichtig, auf das Gewicht zu achten, denn bei 9.8 % der Männer und bei 13.4 % der Frauen betrug in der amerikanischen Studie die Gewichtszunahme 13 kg und mehr. Bei Frauen mit geringer körperlicher Aktivität ist das Risiko der Gewichtszunahme erhöht.

Für eine mögliche unerwünschte Gewichtszunahme können physiologische, emotionale aber auch verhaltensbezogene Faktoren verantwortlich gemacht werden.

1. Physiologische Faktoren

Wie wir bereits gesehen haben, werden die Stoffwechselprozesse durch Nikotin künstlich beschleunigt und führen so zu einer ungesunden, chemischen Gewichtskontrolle. Fallen die im Zigarettenrauch zahlreich enthaltenen Giftstoffe weg, kann der Stoffwechsel endlich wieder im normalen Rhythmus arbeiten. Die Stoffwechselprozesse verlangsamen sich, was aber auch heißt, daß die Kalorien weniger schnell abgebaut werden. Dies kann zu einer Gewichtserhöhung führen, wenn nicht gegengesteuert wird.

Ein weiteres Problem stellt der oft von Ex-Rauchern berichtete Heißhunger auf Süßigkeiten dar. Dieses Phänomen kann folgendermaßen erklärt werden:

Nikotin senkt künstlich den Insulinspiegel im Blut. Das Insulin ist verantwortlich für den Zuckerabbau. Fällt die Nikotinzufuhr weg, steigt der Insulinspiegel wieder. Durch die höhere Insulinkonzentration wird Zucker im Blut vermehrt abgebaut. Dadurch kann der Zuckerspiegel in zu tiefe Bereiche absinken, was Heißhunger auf Süßigkeiten auslösen kann.

Sie sollten sich von diesen Befunden keineswegs entmutigen lassen, denn Sie können rechtzeitig und effizient einem Zuckerabfall entgegenwirken.

Was können Sie hier tun?

Statt Schokolade, Kuchen oder Bonbons zu essen, können Sie Ihr Zuckerbedürfnis durch Früchte stillen. Früchte sind ein hervorragender Zuckerspender, enthalten nur wenige Kalorien, und der Fruchtzucker wird sofort vom Blut aufgenommen. Häufigere kleinere Mahlzeiten helfen, den Zuckerspiegel relativ konstant zu halten. Außerdem können Sie durch Sport und Bewegung der Verlangsamung der Stoffwechselprozesse entgegenwirken, ebenso wie Sie durch eine richtige Ernährung verhindern, daß die Pfunde allzusehr wuchern.

2. Emotionale Aspekte

Aber nicht nur die Körperfunktionen, auch die Psyche spielt eine Rolle, wenn statt zur Zigarette zu Süßigkeiten gegriffen wird. Die innere Spannung, unter der man beim Aufhören anfangs steht, läßt gerne zum Essen Zuflucht nehmen, um sich zu beruhigen oder um den entgangenen Genuß zu ersetzen. Viel eher brauchen Sie jedoch in einem solchen Fall:

Nahrung für die Seele statt Nahrung für den Körper.

Was könnte für Sie die richtige Seelennahrung sein?
Haben Sie schon darüber nachgedacht? Jeder muß bei dieser Frage sein eigener Forscher werden.

3. Verhaltensbezogene Gesichtspunkte

Oft ist es so, daß Hände, Lippen und Mund fast automatisch nach Ersatz für die Zigaretten suchen. Leicht wird dann das Rauchen durch das Essen ersetzt, denn Saugen und Kauen wird als sehr befriedigend erlebt. Der Mund ist eine sensible Zone. Seine Stimulation kann aber auch ohne Zigaretten erreicht werden.

Was könnten Sie hier tun?

Wenn Sie mit der Zunge im oberen Gaumenbereich spielen (dort, wo Babies den Daumen hinhalten) können Sie eine ausreichende Stimulation des Mundbereichs erzielen.

4. Ernährungsvorschläge

Manche nehmen den Ausstieg aus dem Rauchen zugleich zum Anlaß, mit einer ausgewogenen Ernährung zu beginnen. Das hat den doppelten Vorteil, daß einerseits keine Gefahr besteht zuzunehmen, und daß andererseits der Körper gut entschlackt wird.

Beginnen Sie rechtzeitig, Ihr Gewicht zu kontrollieren, damit Sie schnell Gegenmaßnahmen ergreifen können. Die Angst vor dem Dickwerden braucht Ihnen nicht als Ausflucht zu dienen, um weiterzurauchen oder nach dem Aufhören rückfällig zu werden. Die gesundheitlichen Vorteile des Nichtrauchens überwiegen in jedem Fall ganz deutlich.

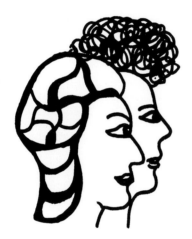

Gut und richtig essen
dann kann ich die Waage vergessen

Zur richtigen Ernährung finden Sie im nachfolgenden Merkblatt einige Anregungen.

Merkblatt 2: Wie ernähre ich mich richtig?

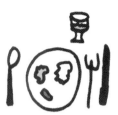

Essen Sie langsam und ganz bewußt und hören Sie auf Ihren Körper.

Essen Sie fünf kleinere Mahlzeiten statt drei große.
So haben Sie nie starke Hungergefühle.

Sie wissen ja: die Menge macht die Pfunde.

Bringen Sie Abwechslung auf Ihren Speiseplan.

Trinken Sie jetzt soviel Wasser, Mineralwasser und kalorienarme Fruchtsäfte wie möglich.

Essen Sie wenig fettreiche Nahrung.

Genießen Sie Salate oder klare Suppen als magenfüllende Vorspeisen.

Zwischen Vorspeise und Hauptgericht eine Weile warten (ca. 20 Minuten), denn erst dann kommt vom Magen die Meldung, die das Hungergefühl reduziert.

Aufpassen mit Alkohol! Häufig ist Rauchen und Trinken miteinander verbunden. So wenig wie möglich Alkohol trinken.

Sorgen Sie für genügend Ballaststoffe, wie sie in Vollkornbrot, Leinsamen, eingeweichten Dörrfrüchten, Gemüse und Obst enthalten sind.

Vermeiden Sie: Schokolade, Bonbons, Kuchen, fettes Fleisch, Wurstwaren, Lebensmittel mit vielen Kohlenhydraten (z.B. Weißbrot, Nudeln, Süßes) Fritiertes, Schlagsahne, kalorienhaltige Saucen.

Bevorzugen Sie: Obst, Gemüse, Salat, mageres Fleisch, Geflügel, Fisch, Magermilch, Joghurt, Quark, dunkles Brot, Reis, Salzkartoffeln, Birchermüsli.

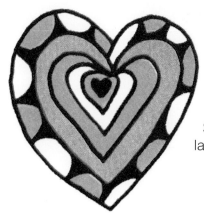

Sie haben bis jetzt als Nichtraucher-Werkzeuge körperliche, geistige und ernährungsbedingte Fitneß kennengelernt. Mit Hilfe von Entspannungstechniken, wie sie im
nächsten Kapitel beschrieben werden, können Sie die auf
Sie zukommenden Umstellungen auch mit der nötigen Gelassenheit des Herzens angehen.

Kapitel 8

Entspannung

Ihre Zigarettenpausen sind vielleicht ein Versuch, in der Hektik des Alltags kurz zu verschnaufen. Abstand zu gewinnen ist durchaus etwas Sinnvolles. Sie sollen also auf Ihre gewohnten Verschnaufpausen keineswegs verzichten, sondern lernen, tatsächlich Atem zu holen und sich einen Moment des Rückzugs ohne Zigarette zu gönnen. Ein Mittel zum Zweck sind Entspannungstechniken.

Entspannung wirkt auf den Körper ähnlich aufbauend und regenerierend wie Schlaf und beugt der Ballung von Streß-Reaktionen vor. Dadurch werden Sie weniger rasch nervös, ungeduldig oder schlecht gelaunt.

Außerdem trainieren Sie, wenn Sie sich entspannen, Ihren Kreislauf. Die Blutgefässe erweitern sich und garantieren dadurch eine bessere Durchblutung des Gehirns, der Hände und Füße. Das bewirkt eine raschere Entgiftung des Körpers und damit ein erhöhtes Wohlbefinden. Hochleistungssportler bauen Entspannungsübungen in ihr tägliches Training ein, um konzentriert, fit und gut motiviert zu sein.

Es gibt verschiedene Wege zur Entspannung. Dazu gehören Atemtechniken, Muskelentspannung, kombinierte Methoden und Verfahren zur Tiefentspannung wie Autogenes Training oder Meditation.

1. Atemtechniken

Bei der Umstellung vom Rauchen zum Nichtrauchen spielt zunächst die Atmung eine wichtige Rolle. Je besser Ihr Sauerstoffumsatz in den Lungen ist, umso schneller können Ihre Lungen sich regenerieren. Einen ersten Schritt haben Sie schon getan, wenn Sie beginnen, sich mehr als bisher zu bewegen. Beim Sitzen atmen Sie zirka acht Liter Luft ein, beim Spazierengehen zirka 15 Liter und beim Radfahren bis zu 40 Liter.

Auch im Alltag können Sie lernen, mit der entsprechenden Atemtechnik regelmäßig tief Luft zu holen. Das wichtigste Prinzip jeder guten Atemtechnik ist eine feine, leichte, langsame und tiefe Bauchatmung. Wie können Sie diese erreichen? Die nachfolgende Übung liefert Ihnen dazu eine einfache Anleitung.

Übung 1: Einfache Zwerchfellatmung

Trainieren Sie am Anfang nur 1–2 Atemzüge etwa alle 20 Minuten.

1. Atmen Sie zuerst langsam durch den Mund aus und spitzen Sie dabei die Lippen so als wollten Sie pfeifen und legen Sie die Zähne leicht aufeinander. Lassen Sie die Luft zwischen den Zähnen durchströmen.

2. Wenn Sie gut ausgeatmet haben, atmen Sie langsam durch die Nase ein, so als wenn Sie den Duft einer Rose erahnen wollten. Behalten Sie den Mund geschlossen. Ziehen Sie die Nasenflügel beim Einatmen etwas zusammen, so daß auf einmal nur wenig Luft einströmen kann.

3. Atmen Sie nun wieder durch die gespitzten Lippen und leicht aufeinandergelegten Zähne ganz langsam und fein aus.

4. Beim erneuten Einatmen durch die Nase wölben Sie nun den Bauch nach vorn. Legen Sie dabei beide Hände mit gespreizten Fingern so auf den Bauch, daß die beiden Daumen sich beim Bauchnabel berühren. Spüren Sie, wie Ihr Bauch sich beim Einströmen der Luft nach vorn wölbt.

5. Halten Sie nun die Luft an, und ziehen Sie den Bauch ein.

6. Atmen Sie dann wieder ganz leicht und fein aus, und entspannen Sie die Bauchdecke.

Keinesfalls sollten Sie wie ein Fisch aufgeregt nach Luft schnappen oder Ihren Brustkorb aufblähen. Nur Ihre Bauchdecke soll sich beim feinen und langsamen Einatmen leicht nach vorn wölben.

Mit dieser Atemtechnik sorgen Sie dafür, daß sich Ihr Zwerchfell beim Einatmen in den Bauchraum absenkt und dabei die Verdauungsorgane ganz leicht massiert. Außerdem steigern Sie mit etwas Übung die Kapazität Ihrer Lungen und tragen zu einer besseren Regeneration der Lungenbläschen bei.

Nach einiger Zeit wird diese Atmung ganz natürlich für Sie. Sie hilft Ihnen, die Zigarettenpause zu ersetzen.

Neben der richtigen Atmung trägt auch die regelmäßige Entspannung der Muskeln zu Ihrem allgemeinen Wohlbefinden bei.

2. Entspannen Sie Ihre Muskeln

Sie haben sicher schon beobachtet, daß sich Ihre Muskeln ohne Ihr bewußtes Zutun anspannen, wenn Sie nervös und ungeduldig werden. Wenn Sie sich ruhig und ausgeglichen fühlen, sind auch Ihre Muskeln entspannt. Sie können diesen Mechanismus auch umkehren und durch die Entspannung Ihrer Muskeln Ruhe und Gelassenheit herbeiführen.

Mit Hilfe der Methode von Jacobson machen Sie sich durch Anspannen und Entspannen der Muskeln den Unterschied zwischen einem angespannten und einem entspannten Körper bewußt. Sie lernen dabei, Ihre Muskeln bewußt zu entspannen. Nach einer gewissen Übungszeit wird es Ihnen gelingen, von einem angespannten nervösen Zustand auf ein ruhiges, gelassenes Befinden umzuschalten.

Achten Sie bei der nachfolgenden Entspannungs-Übung auf folgende Punkte:

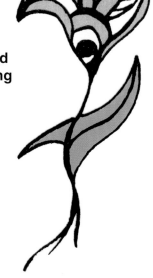

○ **Spannen Sie jede Muskelgruppe nur so lange an, bis Sie die Spannung gut spüren.**

○ **Lösen Sie anschließend die Spannung und nehmen Sie die gegensätzliche Empfindung der wohltuenden Entspannung ganz bewußt wahr.**

○ **Am Anfang ist es günstig, im Liegen zu üben. Wenn Sie die Grundtechnik gut beherrschen, können Sie diese überall anwenden, ob Sie nun stehen, sitzen oder liegen.**

Sie brauchen für die Übungen nicht viel Zeit. Zeitmangel ist also kein Grund, nicht zu trainieren.

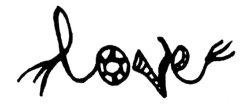

Übung 2: Muskelentspannung

1. Hände: Legen Sie sich bequem hin. Machen Sie mit der rechten Hand die Faust, halten Sie die Spannung und lassen Sie dann die Hand ganz locker hängen. Führen Sie die gleiche Übung mit der linken Hand durch.

2. Zehen: Bewegen Sie nun lediglich Ihre Zehen. Drücken Sie die Zehen mit den Spitzen nach oben, halten Sie die Spannung, lassen Sie dann los. Drücken Sie dann die Zehen gegen unten. Halten Sie die Spannung einen Moment, und lassen Sie dann los. Achten Sie auf das Gefühl der Entspannung.

3. Beine: Spannen Sie die Unterschenkel an, halten Sie die Spannung und lassen dann los. Ohne die Beine von der Unterlage zu heben, spannen Sie die Oberschenkelmuskeln und stellen sich dabei vor, sie würden die Beine hochziehen, halten Sie die Spannung, und lassen Sie dann los. Pressen Sie die Oberschenkel gegeneinander, halten Sie die Spannung und lösen Sie dann die Muskelspannung.

4. Bauch: Konzentrieren Sie sich nun auf Ihren Bauch. Wölben Sie den Bauch ganz stark nach vorn, halten Sie die Spannung, und lassen Sie dann los. Ziehen Sie nun den Bauch ganz stark ein, halten Sie die Spannung und lassen dann los. Spüren Sie nun die wohltuende Entspannung.

5. Schultern: Ziehen Sie die Schultern in Richtung Ohren nach oben. Halten Sie die Spannung, und lassen Sie dann die Schultern fallen. Atmen Sie dabei ganz leicht und fein aus.

6. Arme: Beugen Sie nun die Arme und stellen Sie sich vor, Sie seien Arnold Schwarzenegger oder ein Bodybuilder, und lassen Sie Ihre Bizeps spielen. Halten Sie die Spannung, und lassen Sie dann los.

7. Gesicht: Ziehen Sie nun die Augenbrauen nach oben, halten Sie die Spannung, und lassen Sie dann die Augenbrauen wieder zurückgleiten. Schließen Sie einen Moment die Augen. Stellen Sie sich nun vor, wie sich die Augenmuskeln ganz tief entspannen. Pressen Sie dann die Lippen aufeinander. Halten Sie die Spannung. Lassen Sie anschließend den Unterkiefer locker herunterfallen. Öffnen Sie die Augen wieder und versuchen Sie zu lächeln.

Manchmal braucht es Zeit, bis einem die Entspannung so richtig gelingt. Wenn es also anfangs bei Ihnen nicht gleich klappen sollte, geben Sie nicht auf, sondern üben Sie weiter. Üben Sie mindestens einmal pro Tag.

Das Muskelentspannungs-Training können Sie mit der Atemtechnik kombinieren. Beim Anspannen der Muskeln sollten Sie einatmen. Während

Sie die Körperspannung halten, halten Sie auch die Luft an. Beim Entspannen der Muskeln atmen Sie aus. Wenn Ihnen diese Übung Schwierigkeiten bereitet, dann können Sie mit Hilfe der Bestellkarte im Anhang eine Fitneß-und Entspannungskassette bestellen und damit üben.

○ **Entspannen Sie sich statt zu rauchen!**

○ **Trainieren Sie Atmung und Entspannung!**

○ **Üben Sie so oft wie möglich!**

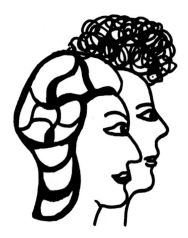

*Entspannungs-
statt Zigaretten-Pause*

3. Tiefe Entspannung

Die Techniken, die Sie bis jetzt kennengelernt haben, dienen der Kurzentspannung. Sie können diese immer dann einsetzen, wenn Sie Lust auf eine Zigarette haben. Eine intensivere Wirkung erreichen Sie, wenn Sie sich zusätzlich zu den Kurzentspannungstechniken auch Methoden der Tiefentspannung aneignen.

Tiefe Entspannung ist aber nicht ganz so leicht zu erlernen wie Kurzentspannung. Vielleicht haben Sie in der nächsten Zeit Gelegenheit, Kurse zur Tiefentspannung wie Autogenes Training oder Meditation zu besuchen. Diese Techniken kann man sich besonders gut mit Hilfe eines erfahrenen Psychologen oder Arztes aneignen.

Tiefenentspannung hat neben der entspannenden und beruhigenden Wirkung auch eine regenerierende Funktion. Das kann Ihnen helfen, weniger unter dem Nikotinentzug zu leiden. Wenn Sie Entspannungstechniken jetzt trainieren, sind Sie schon von Anfang an auf die Umstellung vom Rauchen zum Nichtrauchen wesentlich besser vorbereitet. Da Ihnen dabei einiges an Leistung abverlangt wird, kann es nicht schaden, sich zusätzlich von anderen unterstützen zu lassen.

Kapitel 9

Zusammen geht's leichter

In einigen Tagen starten Sie ins Nichtraucher-Leben. Damit Sie sich den Anfang erleichtern und auf Dauer bei Ihrem Entschluß bleiben, ist es äußerst günstig, wenn Sie sich, wie die Sportler, einen ‹Coach› oder Trainer suchen, der Sie bei Ihrem Vorhaben unterstützt.

Man weiß aus Untersuchungen, daß die Chancen, auf Dauer rauchfrei zu bleiben, sich stark erhöhen, wenn der Ex-Raucher durch einen Partner, eine Partnerin oder Freunde ermutigt wird.

Vielleicht werden Sie lieber in aller Stille Nichtraucher, sozusagen im Alleingang. Das geht natürlich auch. Besser ist es allerdings, wenn Sie Ihre Familienmitglieder, Freunde, Bekannten und Arbeitskollegen über Ihren Entschluß ins Vertrauen ziehen.

So erfahren Sie vermehrte Unterstützung in verschiedenen Lebensbereichen (Familie, Arbeit und Freizeit). Außerdem wird Ihnen mehr Verständnis entgegengebracht, wenn Sie in der ersten Zeit gereizt und nervös sind oder leichter aus der Haut fahren, denn die Gründe dafür sind allen bekannt.

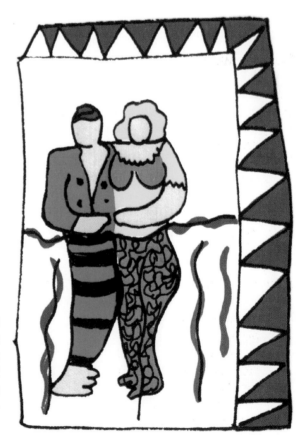

Besonders wirksam ist die Unterstützung, wenn Sie jemanden finden, der sich verpflichtet, Ihnen gezielt zu helfen, um die erste schwierige Zeit durchzustehen.

1. Suchen Sie sich einen «Coach»

Sie hätten dann jemanden, der Sie ermutigt und Ihnen hilft, bei der Stange zu bleiben. Natürlich müßte es sich um Nichtraucher(innen) handeln oder um sattelfeste Ex-Raucher(innen), die seit mindestens einem Jahr nicht mehr geraucht haben.

Vielleicht finden Sie unter den folgenden Tips auch einige für Sie brauchbare Ideen, die Sie mit Ihrem «Coach» verwirklichen könnten.

Arbeitsblatt 16: Vorschläge für die Zusammenarbeit mit Ihrem Coach

 Welche der folgenden Ideen möchten Sie gerne verwirklichen? Ergänzen Sie die Liste mit eigenen Vorschlägen.

Sie können mit ihrem Coach

eine tägliche oder wöchentliche Berichterstattung vereinbaren, bei der Sie über die aufgetretenen Probleme reden und gemeinsam überlegen, wie Sie solchen Schwierigkeiten besser begegnen können,

eine Wette abschließen,

einen Geldbetrag vereinbaren, den Sie hinterlegen und nur dann zurückerstattet bekommen, wenn Sie Nichtraucher geblieben sind,

festlegen, was Sie zur Ablenkung miteinander unternehmen können,

das Buch gemeinsam durchgehen und überlegen, in welchen Situationen Sie am meisten Unterstützung brauchen,

Ihre Alternativen zur Zigarette besprechen,

einen Vertrag zur gegenseitigen Unterstützung abschließen. Sie finden anschließend ein fertiges Vertragsformular. Sie brauchen es nur noch auszufüllen.

_____

_____

Vielleicht scheuen Sie sich jetzt noch vor einer «öffentlichen Erklärung», weil Sie befürchten, daß der Versuch mißlingt und Ihr Ansehen darunter leidet.

Vielleicht zögern Sie aber auch, weil Sie befürchten, ehemalige Raucher-Kollegen könnten Sie von Ihrem Vorhaben abbringen. Leute, die Sie entmutigen, können Sie nun wirklich nicht gebrauchen.

Wenn Sie eine «öffentliche Erklärung», aus welchem Grund auch immer, scheuen, dann müssen Sie Ihren Ausstieg besonders sorgfältig vorbereiten. Überlegen Sie nochmals genau die Gründe, warum Sie aufhören wollen zu rauchen. Sind Ihre Alternativen zum Rauchen wirklich Ihren Rauchbedürfnissen gleichwertig?

2. Vertrag abschließen

Ein äußerst erfolgreiches Mittel, das sich bei der Raucherentwöhnung als sehr wirksam erwiesen hat, ist der Abschluß eines Vertrages mit sich selbst oder mit einer Person, die bereit ist, Sie zu ermutigen.

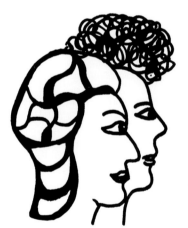

*Mit vereinter Kraft
wird der Erfolg
ganz leicht geschafft.*

Es mag Ihnen im Moment etwas komisch vorkommen, einen Vertrag abzuschließen. Sie denken möglicherweise, daß Sie das nicht nötig haben. Lassen Sie es einfach auf einen Versuch ankommen.

Aufgabe 2: Vertrag abschließen

Füllen Sie das nachstehende Vertragsformular gemeinsam mit Ihrem Coach aus. Wenn Sie keinen Coach finden, schließen Sie schriftlich einen Vertrag mit sich selbst ab.

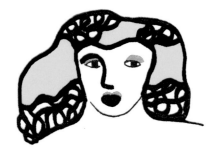 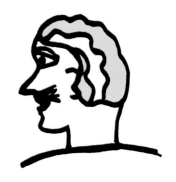

VERTRAG

Ich..**verpflichte mich, ab**...................
(Raucher/in)

mit dem Rauchen aufzuhören.

Bei Vertragseinhaltung werde ich:

....

Bei Vertragsbruch werde ich:...

....

Ich..**verpflichte mich, ab**...................
(«Coach»)

Herrn/Frau..
bei diesem Vorhaben nach Kräften zu unterstützen.

Datum:...

Unterschriften:

....
(«Coach»)   («Raucher/in»)

Bei Einhaltung des Vertrages können Sie mit Ihrem «Coach» angenehme Aktivitäten vereinbaren. Ihrer Phantasie sind dabei keine Grenzen gesetzt.

Arbeitsblatt 17: Aktivitäten vereinbaren

Zeitpunkt	Aktivität
nach einem rauchfreiem Tag:	zusammen spazieren gehen
nach einer Woche rauchfrei:	ins Kino gehen
nach einem Monat rauchfrei:	zusammen essen gehen
nach 2, 3 … Monaten:	_____
nach 6 Monaten:	_____
nach einem Jahr:	_____

Bei Vertragsbruch könnten Sie sich z.B. verpflichten, einen bestimmten Betrag an eine gemeinnützige Organisation zu zahlen. Achten Sie aber darauf, daß die Summe realistisch hoch ist. Sie sollten Sie tatsächlich bezahlen können.

Oder Sie erledigen bei Vertragsbruch als «Sühne» unangenehme Dinge: z.B. Unkraut jäten, Keller aufräumen, unerfreuliche Korrespondenz erledigen, Pflichtbesuche machen, usw.

Gleich anschließend finden Sie eine Reihe von Hinweisen für Ihren Trainer, die Sie unbedingt kopieren und ihm geben sollten.

3. Tips für den «Coach»

Sie als Trainer und Coach können mit dazu beitragen, daß der/die aufhörwillige Raucher(in) auch wirklich erfolgreich ist.

Merkblatt 3: Wie helfen Sie jemandem, mit Rauchen aufzuhören?

 Unterstützen Sie den Raucher auf seinem schwierigen Weg des Aufhörens, vor allem in der ersten Phase so, daß er wirklich Ihre Anteilnahme spürt.

 Besprechen Sie, welche Unterstützung von Ihnen erwartet wird.

 Seien Sie für den lernwilligen Neu-Nichtraucher jederzeit erreichbar, persönlich oder per Telefon.

 Mit Nörgeln, Schimpfen und Moral predigen erreichen Sie überhaupt nichts.

 Lassen Sie Ihren Freund spüren, daß Sie seine Entschlossenheit achten und ernst nehmen.

 Bestätigen Sie, daß es schwierig ist, das Rauchen aufzugeben. Fragen Sie regelmäßig, wie es geht.

 Betonen Sie, wie sehr es Sie freut, daß er/sie aufhören will zu rauchen.

 Sagen Sie, wie optimistisch Sie sind, daß Ihr «Schützling» es schaffen wird.

 Loben Sie ihn/sie und bieten Sie Belohnungen an. Schlagen Sie Gemeinschaftsprogramme vor.

 Reagieren Sie nach mißlungenen Aufhörversuchen nicht mit Vorwürfen und Entmutigung, sondern ermutigen Sie Ihren «Schützling», es einfach nochmals zu probieren.

 Unterstützen Sie Ihren Ex-Raucher während mindestens 6 Monaten, da in diesem Zeitraum die größte Rückfallgefahr besteht.

Diese Anregungen sind der Broschüre «Liebe ist ... jemandem helfen, das Rauchen aufzugeben» der Schweizerischen Vereinigung gegen Tuberkulose und Lungenkrankheiten/Bern entnommen.

Kapitel 10

Der Tag, an dem Sie aufhören

Nachdem Sie so viele Vorbereitungen getroffen haben, wird es nun Zeit, mit dem Rauchstop ernst zu machen. Jetzt müssen Sie sich entscheiden, wann Sie aufhören wollen.

1. Aufhörtermin festlegen

Der erste Tag, an dem Sie nicht rauchen, wird möglicherweise für Sie eher wenig angenehm.

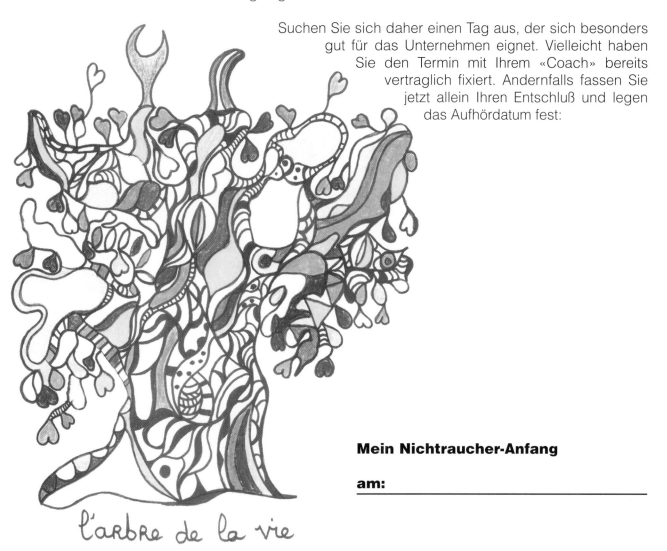

Suchen Sie sich daher einen Tag aus, der sich besonders gut für das Unternehmen eignet. Vielleicht haben Sie den Termin mit Ihrem «Coach» bereits vertraglich fixiert. Andernfalls fassen Sie jetzt allein Ihren Entschluß und legen das Aufhördatum fest:

Mein Nichtraucher-Anfang

am: _____

l'arbre de la vie

Für Sie ist es wahrscheinlich einfacher nicht zu rauchen, wenn abzusehen ist, daß dieser Tag viel Ablenkung und Abwechslung bietet.

Wichtig ist, daß Sie diesen ersten Tag nicht als Martyrium planen, sondern als einen Tag, den Sie auch mit etwas Angenehmen verbinden können.

Steigen Sie am ersten Nichtraucher-Tag aus dem Alltagstrott aus. So markieren Sie den Neuanfang als einen klaren Einschnitt.

Beispiel

Manfred A. (47 J.), Manager, ist starker Raucher und hat Erfahrung im ‹Aufhören›. Daher plant er den Tag, an dem er diesmal aufhören will, ganz sorgfältig. Er ist ein begeisterter Angler und weiß, daß ihn das Angeln so fasziniert, daß er gar nicht auf die Idee kommt zu rauchen. Außerdem sind seine Hände dabei so beschäftigt, daß er beim besten Willen nicht zur Zigarette greifen könnte. Was für ein Unterschied zu einem «gewöhnlichen» Arbeitstag!

Vielleicht sagt Ihnen das Angeln nichts. Aber Sie wissen, was Sie so begeistert, daß Gedanken und Hände beschäftigt sind. Einer unserer Leser veranstaltete zum Beispiel ein Nichtraucher-Fest zum Einstand.

2. Zeichen zum Aufhören setzen

Stellen Sie alle Weichen auf Nichtrauchen und setzen Sie ganz deutliche Signale. Dies sollten Sie auch durch Taten deutlich machen:

Aufgabe 3: Letzte Vorbereitungen zum Rauchstop

 Werfen Sie die restlichen Zigaretten und Streichhölzer weg. Verschenken Sie das Feuerzeug.

 Verräumen Sie die Aschenbecher im Keller oder auf dem Dachboden an einem schwer zugänglichen Ort.

 Stellen Sie Mineralwasser bereit.

Legen Sie überall dort Kaugummi hin, wo Sie immer Zigaretten liegen hatten.

 Waschen Sie die Vorhänge, damit sie nicht mehr nach Rauch riechen. Lüften Sie Ihre Kleider und die ganze Wohnung.

 Befestigen Sie an besonders ‹gefährlichen› Stellen, wo Sie häufig rauchten, gut sichtbar einen Zettel, auf dem die Gründe stehen, warum Sie nicht rauchen wollen.

 Machen Sie einen Termin beim Zahnarzt ab, um den gelben Zahnbelag entfernen zu lassen.

 Versuchen Sie zu erreichen, daß am Arbeitsplatz und in den Pausenräumen nicht geraucht wird.

3. Punkt und Schluß

Ganz wichtig ist, daß Sie nach der Punkt-Schluß-Methode aufhören, das heißt, daß Sie von einem Tag auf den anderen *keine einzige Zigarette mehr anrühren*.

Untersuchungen haben immer wieder gezeigt, daß dieses Vorgehen beim Ausstieg viel wirksamer ist als das schrittweise Verringern des Zigarettenkonsums.

Mit der Bearbeitung von Teil III sollten Sie erst beginnen, wenn Sie wirklich rauchfrei sind.

Außerdem sollten Sie sich mit allen Punkten auf der nachfolgenden Checkliste auseinandergesetzt haben.

Im nächsten Trainingsteil lernen Sie, die ersten schwierigen Tage zu überbrücken.

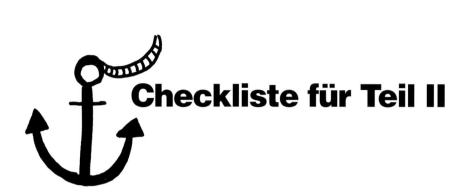

Checkliste für Teil II

☐ Sie haben sich entschlossen, Bewegung in Ihr Nichtraucher-Leben zu bringen.

☐ In Ihrer Vorstellung sehen Sie sich bereits als Nichtraucher. Sie beeinflussen und motivieren sich durch positiven Selbstzuspruch und stoppen die negativen Gedanken.

☐ Ihre Selbstzweifel sind der sicheren Erwartung gewichen, es zu schaffen.

☐ Auch das Schreckgespenst vieler Raucher, an Gewicht zuzunehmen, kann Sie nicht mehr zurückhalten. Mit Bewegung und vernünftiger Ernährung sind Sie gewappnet.

☐ Sie haben begonnen, Kurzentspannung zu trainieren. Wir hoffen, Sie haben bereits die ersten positiven Auswirkungen an sich bemerkt. Sie achten besonders auf Ihre Atmung.

☐ Sie bemühen sich, einen Kurs zur Tiefentspannung zu besuchen.

☐ Sie kennen die Vorteile der Unterstützung durch andere und wissen sie zu nutzen. Wahrscheinlich haben Sie sogar schon einen Vertrag mit einem Trainer unterzeichnet.

☐ Zum Schluß und als Höhepunkt dieses Trainingsteils legten Sie Ihren Aufhörtag fest und markierten Ihren Start mit deutlichen Signalen.

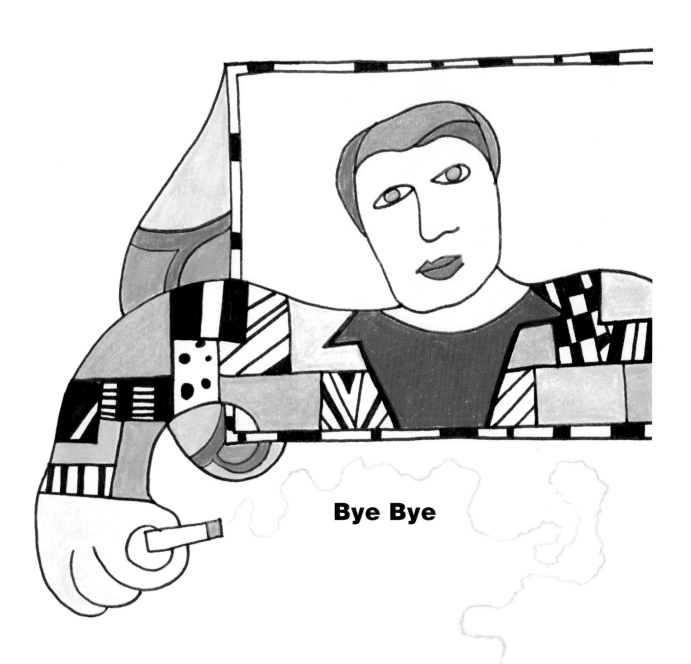

Bye Bye

Teil III

Die dritte Woche

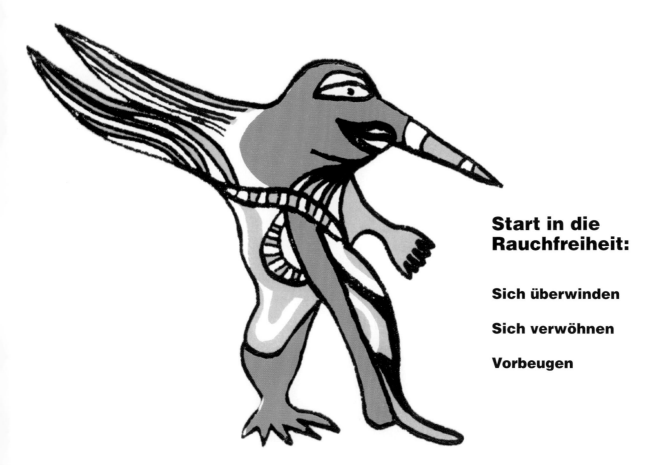

**Start in die
Rauchfreiheit:**

Sich überwinden

Sich verwöhnen

Vorbeugen

In diesem Kursteil wagen Sie den entscheidenden Schritt, in Ihrem Leben etwas Neues zu probieren und die Freude zu erleben, daß Sie aus Ihren Gewohnheiten ausbrechen können. Wir wissen, wie wenig angenehm die ersten Tage ohne Zigarette sind. Dennoch sind wir sicher, daß Sie die kurze kritische Zeitspanne mit Hilfe dieses Buches gut durchstehen.

Stärken Sie in sich die Entscheidung, wirklich aufhören zu wollen und tun Sie alles, um sich an Ihre Selbstverpflichtung zu erinnern oder erinnern zu lassen. Vertrauen Sie auf den Erfolg Ihres Unternehmens. Denken Sie stets an den Grundsatz: «Ich versuche alles, damit mein Vorhaben gelingt, und wenn etwas schief läuft, versuche ich es noch einmal.»

Kapitel 11

So kommen Sie über die ersten Runden

Spätestens ab heute sollten Sie aufgehört haben zu rauchen. Das heißt, Sie rühren keine einzige Zigarette mehr an. Das ist ein radikaler Bruch mit Ihren bisherigen Gewohnheiten. Doch dieses Vorgehen verspricht, wie man aus vielen Untersuchungen weiß, den größten Erfolg. Kontrollieren Sie anhand des folgenden Arbeitsblattes, ob Sie auch wirklich bereit sind.

Arbeitsblatt 18: Letzte Kontrolle

Vergewissern Sie sich, daß für die Reise ins Nichtraucherleben alles optimal vorbereitet ist

❐	Haben Sie den Beginn Ihres Rauchstops deutlich markiert?
❐	Werden Sie bei Ihrem wichtigen Vorhaben unterstützt?
❐	Ist der Vertrag mit Ihrem «Coach» bereits abgeschlossen?
❐	Stehen gleichwertige Alternativen zum Rauchen bereit?
❐	Haben Sie begonnen, Fitneß, Atmung und Entspannung zu trainieren?
❐	Sind Vorstellungsbilder, Gedanken und Erwartungen umprogrammiert?

Wenn Sie gerade aufgehört haben, geht es Ihnen im Moment vielleicht nicht so gut. Das ist üblich und kommt häufig vor. Bedenken Sie:

○ **Der körperliche Entzug dauert nicht lange!**

○ **Bald werden Sie kein körperliches Verlangen mehr nach Nikotin haben!**

○ **Sie können sicher sein, das Schlimmste haben Sie ungefähr nach einer Woche überstanden!**

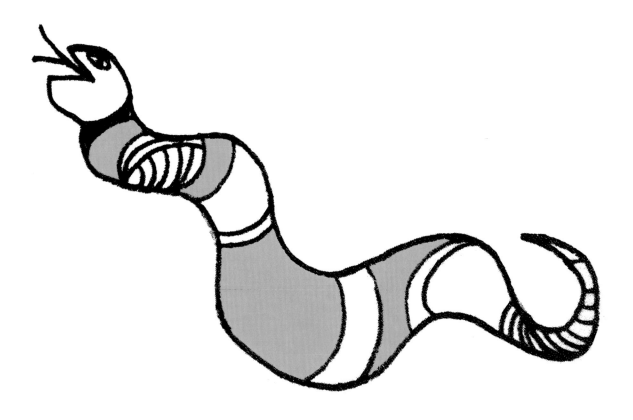

Wir haben im nachfolgenden Merkblatt einige wichtige Entzugssymptome zusammengestellt und Vorschläge gemacht, wie Sie darauf reagieren könnten.

Merkblatt 4: Wie umgehen mit Entzugserscheinungen?

Problem: Sie denken öfter ans Rauchen.

Lösung: Üben Sie den Gedanken-Stop. Eine weitere Möglichkeit, seine Gedanken zu unterbrechen, ist die «Gummiband-Technik»: Sie tragen unter Ihrer Armbanduhr ein dünnes Gummibändchen. Jedesmal, wenn Sie ans Rauchen denken, ziehen Sie daran und lassen es dann zurückschnappen.

Problem: Sie verspüren noch häufig das Verlangen nach einer Zigarette.

Lösung: Wie Sie bereits wissen, dauert das Verlangen nach einer Zigarette nie sehr lange. Sie können warten, bis es von selbst wieder vergeht und sich mit einer der zahlreichen Alternativen ablenken.

Problem: Sie haben manchmal schlechte Laune.

Lösung: Verwöhnen Sie sich und lassen Sie sich verwöhnen.

Problem: Sie sind leichter reizbar.

Lösung: Reduzieren Sie Ihre Anforderungen etwas; setzen Sie Entspannungstechniken ein und sagen Sie sich: «Bald geht es mir wieder besser».

Problem: Sie werden leichter ärgerlich oder aggressiv.

Lösung: Im nächsten Trainingsteil finden Sie dazu Lösungsvorschläge. Versuchen Sie, Ärger so weit wie möglich aus dem Weg zu gehen.

Problem: Sie sind häufiger nervös.

Lösung: Entspannen Sie sich so oft wie Sie früher geraucht haben. Bitten Sie Ihre Umwelt um Verständnis. Bauen Sie den Streß mit Fitneßübungen ab.

Problem: Sie fühlen sich manchmal verspannt.

Lösung: Schwimmen, Sauna oder Gymnastik hilft Ihnen, sich zu lockern. Lassen Sie sich öfter massieren.

Problem: Sie können sich weniger konzentrieren.

Lösung: Hier hilft nur Entspannung.

Problem: Sie fühlen sich öfter müde und abgespannt.

Lösung: Fitneß wirkt Wunder. Wie eine Feder nur elastisch bleibt, wenn sie wieder zurückschwingt, ergänzen sich Entspannung und Fitneß.

Problem: Sie leiden möglicherweise an Verstopfung.

Lösung: Benutzen Sie Hausmittel wie Leinsamen, Feigensaft oder Weizenkleie.

Problem: Sie leiden eher unter Schlafstörungen.

Lösung: Sie sollten sich jetzt körperlich anstrengen. Wenn Sie nicht schlafen können, stehen Sie auf und notieren, was Ihnen durch den Kopf geht.

Problem: Sie husten öfter.

Lösung: Der Raucherhusten kann in den ersten Tagen oder Wochen nach dem Aufhören etwas zunehmen, doch bildet er sich bald zurück. Gehen Sie soviel wie möglich in frischer Luft spazieren.

Problem: Sie könnten leichtes Halsweh bekommen.

Lösung: Wenn das nach einigen Tagen nicht von selbst verschwindet, suchen Sie besser den Arzt auf.

Problem: Sie könnten unter Kopfweh leiden.

Lösung: Lenken Sie sich mit interessanten Filmen, Sportsendungen oder Musik ab.

Wie unangenehm diese Probleme auch sein mögen, so ist ihr Auftreten doch positiv zu werten. Ihr Körper zeigt Ihnen nämlich durch diese Symptome an, daß der Stoffwechsel dabei ist, sich umzustellen. Es handelt sich also um spürbare Beweise für die Entgiftung des Organismus.

Die unangenehmen Erscheinungen hängen mit dem körperlichen Entzug, dem psychischen Entzug und der inneren Rebellion zusammen. Diese Probleme und mögliche Lösungen werden jetzt im einzelnen dargestellt.

1. Der körperliche Entzug

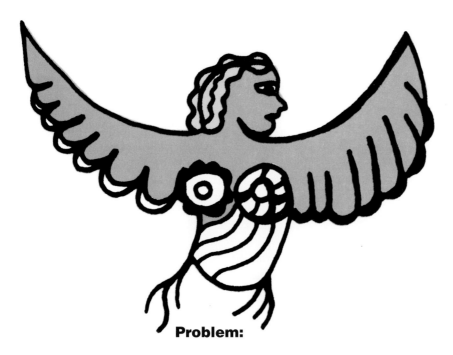

Problem:

Ihr Körper ist an die Droge Nikotin gewöhnt und Sie durchlaufen jetzt Ihren Entzug. Wenn Sie bis jetzt mehr als 15 Zigaretten pro Tag geraucht haben, dann ist Ihr Körper süchtig nach Nikotin und es ist möglich, daß Sie ein starkes körperliches Verlangen nach einer Zigarette verspüren, so als hätten Sie Hunger.

Lösungen:

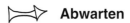 **Abwarten**

Wenn Sie einfach abwarten (ca. 5–15 Minuten), dann vergeht das starke Verlangen von selbst, und Sie werden für eine Weile nicht mehr damit geplagt. Das Verlangen tritt nach und nach immer seltener auf und schließlich schläft es ganz ein, wenn es nicht durch einen Rückfall (eine Zigarette genügt!) wieder neu angefacht wird.

⊳ **Sich gut zureden**

Suchen Sie sich einen der folgenden Leitsätze aus:

◯   Jede Minute ist ein neuer Anfang.

◯   Ich möchte, daß meine Kinder stolz auf mich sind.

◯   Ich gehe mit der Zeit.

Finden Sie selbst einen Satz, den Sie sich immer wieder sagen können.

⊳ **Mit dem Arzt sprechen**

Wenn Sie starker Raucher waren, sprechen Sie mit Ihrem Arzt. Er wird Sie in Ihrem Entschluß bestärken und kann Ihnen helfen, langsam vom Nikotin loszukommen.

2. Der psychische Entzug

Problem:

Das zweite Problem ist die Überwindung der altvertrauten, liebgewordenen Gewohnheit. Ihr Griff zur Zigarette erfolgte bisher so automatisch wie z.B. der Griff nach dem Lichtschalter beim Eingang Ihrer Wohnung. Er ist für Sie zu einer Selbstverständlichkeit geworden. Das heißt aber nicht, daß Sie dadurch versklavt sind. Sind Sie schon einmal umgezogen? Haben Sie da nicht auch zuerst in der neuen Wohnung am falschen Ort nach dem Lichtschalter gesucht? Die Verwechslung geschah vielleicht besonders dann, wenn Sie müde oder unaufmerksam waren.

Das Gleiche kann Ihnen jetzt als neuer Nichtraucher passieren. Sie haben sich noch nicht in allen Situationen und Zusammenhängen daran gewöhnt, die Zigarette zu ersetzen.

Lösungen:

⊳ **Entgangenes ersetzen**

Bauen Sie etwas in Ihren Tagesablauf ein, das den gleichen Zweck erfüllt, den vorher das Rauchen erfüllt hat. Erinnern Sie sich, Sie haben bereits im ersten Kursteil verschiedene Alternativen ausgesucht. Notieren Sie diese nochmals als Gedächtnisstütze.

Arbeitsblatt 19: Rauch-Alternativen

 Rekapitulieren Sie kurz die Liste Ihres Rauch-Ersatzes:

❑   Kaugummi (zuckerfrei) kauen

❑   Papiere zerreissen

❑   Kritzeln

❑   Etwas aufschreiben

❑   Bewußt Tee oder Mineralwasser trinken

❑   Entspannen

_____

_____

_____

_____

▷ Neues üben!

All das, was die Zigarette ersetzen soll, muß nun zur Gewohnheit werden. Das heißt konkret, daß Sie die neuen Handlungen immer wieder üben müssen, bis sie sich ganz automatisch einstellen: z.B. zum Kaugummi greifen oder einen Bleistift oder Stein in der Hand drehen.

Haben Sie schon einmal Musikproben erlebt? Wie oft wird da der gleiche Teil des Musikstücks geprobt und nochmals geprobt, bis es wirklich sitzt.

▷ Altes meiden!

Krempeln Sie möglichst viel in Ihrem Leben um. Jetzt ist eine gute Gelegenheit dazu. Sie können der Rauch-Automatik bewußt ausweichen, wenn Sie Ihren gewohnten Tagesablauf ändern und Ungewohntes tun. Weichen Sie allem aus, das mit Rauchen zu tun hat. Gehen Sie auf Menschen zu, die Nichtraucher sind. Halten Sie sich möglichst viel dort auf, wo nicht oder wenig geraucht wird, z.B. draußen, beim Sport oder im Nichtraucher-Abteil.

3. Die innere Rebellion

Problem:

Ab und zu zweifeln Sie vielleicht daran, ob es überhaupt sinnvoll ist, mit dem Rauchen aufzuhören. Gerade jetzt fallen Ihnen Zigarettenreklamen in die Hände, wo Helden gezeigt werden, die große Risiken eingehen, z. B. ihr Kanu durch einen reißenden Fluß steuern oder auf einem Kamel durch die Wüste reiten.

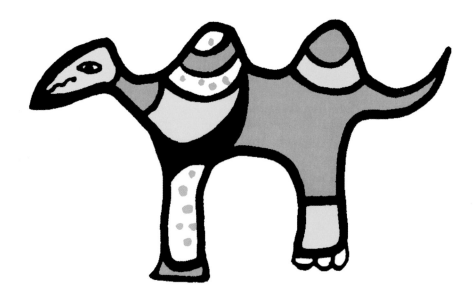

Rebellion, Wagnis, Freiheit und Abenteuer verbinden viele Raucher mit ihrer Gewohnheit. Darauf möchte doch niemand verzichten. So können Sie – ohne sich dessen recht bewußt zu werden – ärgerlich und unzufrieden werden und sich durch Ihren Vorsatz eingeschränkt fühlen.

Lösungen:

 Decken Sie Täuschungen auf!

Spitzensportler, Abenteurer und Menschen, die Naturerlebnisse lieben, denken in der Regel gar nicht daran zu rauchen.

 Ersetzen Sie Schein durch Sein!

Wer die große Freiheit genießen will, begnügt sich nicht mit Rauch als Ersatz. Wagen Sie etwas Neues. Haben Sie den Mut, neue Wege zu gehen. Genau so wie nichts besser über Liebeskummer hinweghilft als eine neue Liebe, so hilft Ihnen auch ein echtes Wagnis über den Kummer hinweg, scheinbar etwas verloren zu haben.

⇨ Unterstreichen Sie Ihre persönliche Note!

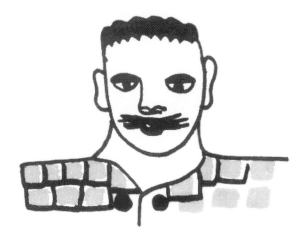

Nichtrauchen ist zeitgemäß und umweltfreundlich. Sie liegen damit also voll im Trend. Seien Sie sich bewußt, daß Sie jetzt auf Ihre Mitmenschen viel positiver und selbstsicherer wirken. Raucher gelten nämlich eher als nervös und wenig willensstark. Pflegen Sie Ihr Image und betonen Sie Ihre persönliche Note, um sich bewußt von anderen abzuheben.

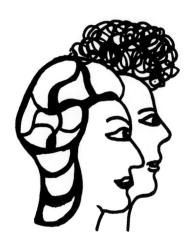

Taste the real life!
Komm in's Nichtraucher-Land!

Nicht mehr rauchen, fällt deshalb oft so schwer, weil es mit viel Angenehmem verbunden war. Beim Rauchen konnte man sich ablenken, anregen und sich sicherer fühlen.

Auf diese Annehmlichkeiten sollen und brauchen Sie natürlich nicht zu verzichten. Diese Bedürfnisse lassen sich auch auf andere, gesündere Weise erfüllen. Es gibt viele Möglichkeiten dazu!

91

Kapitel 12

Gönnen Sie sich etwas, Sie haben es verdient!

Gerade jetzt, wo Sie eine echte Leistung und Selbstüberwindung von sich verlangen, sollten Sie sich auch etwas gönnen. Belohnen Sie sich für Ihre Anstrengung! Das wird Ihnen entscheidend helfen, durchzuhalten.

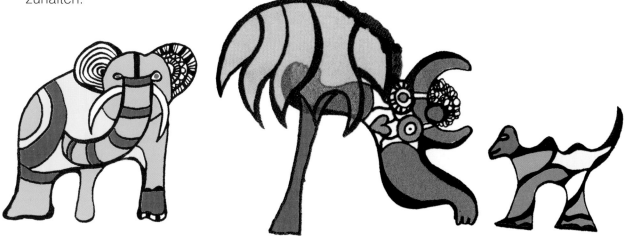

1. Wann sollten Sie sich etwas gönnen?

Sie können sich zu den verschiedensten Zeitpunkten belohnen. Wichtig ist, daß Sie sich zum Voraus überlegen, zu welchen Anlässen die Belohnung Sie erfreuen soll.

Arbeitsblatt 20: Belohnungszeitpunkte

 Legen Sie jetzt fest, wann Sie eine Belohnung verdient haben.

❑ Bei jeder Zigarette, die Sie nicht geraucht haben.

❑ Jeden Tag, an dem Sie Nichtraucher sind.

❑ Jede Woche, in der Sie nicht geraucht haben.

❑ Wenn Sie es fertig gebracht haben, eine angebotene Zigarette abzulehnen.

❑ Wenn Sie wieder eine Aufgabe dieses Programms erledigt haben.

2. Womit könnten Sie sich belohnen?

Ihre Anstrengung können Sie auf die verschiedenste Weise würdigen. Auch für die entgangenen Rauchgenüße gibt es genügend andere Ersatzmöglichkeiten. Dazu gehören:

○ **Materielle Dinge, die man sich schon lange wünscht.**

○ **Etwas tun, was einem Freude macht.**

○ **Alle die Vorteile, die man schon durch das Nichtrauchen erreicht hat.**

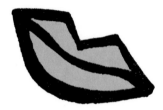
Der neue Genuß ist nicht zu verachten

Wichtig ist, daß Sie etwas auswählen, was Ihnen wirklich Freude bereitet und das Sie ganz genießen können. Natürlich sollte die Höhe der Belohnung dem Geleisteten entsprechen. Verschieben Sie Ihre Belohnung nicht auf später, sondern verwöhnen Sie sich sofort.

Später, wenn Sie schon eine Zeit lang Nichtraucher sind, werden die Vorteile, die Sie erreicht haben, die größte Belohnung sein:

○ Haare, Kleider und Atem riechen wieder frisch.

○ Der gelbliche Zahnbelag ist verschwunden.

○ Die Kinder und Arbeitskollegen müssen nicht mehr mitrauchen.

○ Ihr Selbstwertgefühl steigt, weil Sie es ‹geschafft› haben.

○ Sie fühlen sich wieder besser und körperlich leistungsfähiger.

Bis es soweit ist, unterstützen Sie sich selbst bei Ihren Bemühungen. Denn es motiviert Sie zum Weitermachen.

3. Wie können Sie sich belohnen?

Vielleicht ist Ihnen das angenehme Gefühl, etwas für sich getan zu haben, schon Belohnung genug für Ihren Verzicht. Oft ist jedoch ein zusätzlicher Ansporn recht hilfreich. Diesen können Sie ganz unterschiedlich gestalten:

➪ Sich selbst ermutigen

Man vergißt so leicht, sich selbst zu loben. Dabei haben Sie jetzt allen Grund, stolz auf sich zu sein und sich das auch zu sagen. Selbstlob stinkt nämlich nur, wenn es unberechtigt ist. Sie können sich beispielsweise selber anspornen, indem Sie ganz bewußt etwas Freundliches zu sich sagen, wie z.B.:

○ «Nur weiter so»

○ «Das habe ich gut gemacht»

○ «Ich bin zufrieden mit mir, weil ich es ohne Rauchen schaffe».

Selbstanerkennung macht Sie unabhängig vom Lob anderer.

➪ Sich selbst belohnen

Auch äußere Belohnungen können recht anspornend wirken. Sich Dinge anschaffen, die einem Freude machen oder angenehme Aktivitäten durchführen, das alles sind wichtige Anreize zum Durchhalten.

○ **Ganz wichtig ist es, sich sofort zu belohnen.**

Diese Belohnung kann auch ein Gutschein sein, den Sie erst später einlösen. Sie können auch Gutscheine, die Etappen zu einem größeren Ziel sind, sammeln.

Wenn Sie zum Beispiel eine Woche nicht geraucht haben, können Sie sich einen Reisebon kaufen. Wenn Sie das eine längere Zeit durchhalten, haben Sie schon eine schöne Reisekasse zusammen. Hauptsache, Sie wählen etwas, das Ihnen wirklich Spaß macht und Ihrer Leistung entspricht. Im Arbeitsblatt 21 finden Sie einige Vorschläge, wie Sie sich belohnen könnten.

Arbeitsblatt 21: Womit belohnen Sie sich?

Unterstreichen Sie die Beispiele, die Ihnen persönlich entsprechen, und ergänzen Sie die Liste.

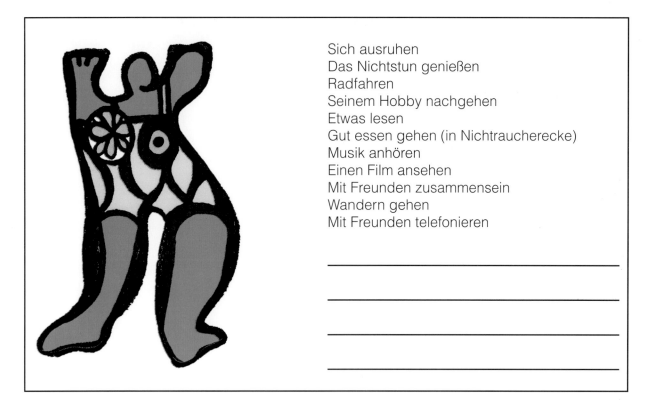

Sich ausruhen
Das Nichtstun genießen
Radfahren
Seinem Hobby nachgehen
Etwas lesen
Gut essen gehen (in Nichtraucherecke)
Musik anhören
Einen Film ansehen
Mit Freunden zusammensein
Wandern gehen
Mit Freunden telefonieren

_____

_____

_____

_____

4. Wohin mit dem Geld, das nicht in Rauch aufgegangen ist?

Eine Auswirkung Ihres Nichtrauchens werden Sie deutlich an Ihrem Portmonnaie merken. Sie sparen eine Menge Geld, wenn Sie nicht mehr rauchen, und das sollten Sie sich sichtbar vor Augen führen.

Rechnen Sie aus, wieviel Sie täglich durch Ihr Nichtrauchen sparen. Die Summe, die dabei zusammen kommt, geben Sie jeden Tag in ein gläsernes Gefäß (Sparschwein), damit Sie dem Anwachsen des Sparkapitals zuschauen können.

Sehr wirkungsvoll wäre es – wenn Sie Zeit haben – den Gegenwert für jede einzelne nicht gerauchte Zigarette in das Sparschwein zu stecken. Und natürlich planen Sie, welche Wünsche Sie sich mit dem Geld erfüllen werden.

Wenn Sie sich einen größeren Wunsch erfüllen möchten und keine Zeit haben, für jede nicht gerauchte Zigarette Geld ins Sparschwein zu geben, könnten Sie auch so vorgehen: Tragen Sie für jede nicht gerauchte Zigarette einen Strich auf einer Liste ein, und zwar für jeden Tag der Woche. Eine bestimmte Punktezahl berechtigt Sie zur Erfüllung eines Wunsches.

Beispiel:
Liste der nicht gerauchten Zigaretten

Tag:	Striche für jede nicht gerauchte Zigarette:	Belohnung:
1. Mo.	///// ///// /////	*Schwimmen*
2. Di.	///// ///// ///// ///	
3. Mi.		
4. Do.		
5. Fr.		
6. Sa.		
7. So.		

Sie finden im Anhang leere Vorlagen, wie die im obigen Beispiel gezeigte, die Sie nur noch ausfüllen brauchen. Schneiden Sie diese aus oder kopieren Sie die Liste und tragen Sie sie bei sich. So können Sie jedesmal eine Eintragung machen, wenn Sie erfolgreich einer Zigarette widerstehen konnten. Auf diese Weise sehen Sie Ihren Erfolg gleich schwarz auf weiß.

Hier noch einige Beispiele, wie Sie sich für die nicht gerauchten Zigaretten belohnen könnten:

Arbeitsblatt 22:
Belohnung für nicht gerauchte Zigaretten

Ergänzen Sie die Liste mit eigenen Vorschlägen.

NICHT RAUCHEN:		BELOHNUNG:	IHR VORSCHLAG:
10 Zigaretten	=	3 Fr.	_____
20 Zigaretten	=	6 Fr.	_____
1 Tag	=	10 Fr.	_____
1 Woche	=	70 Fr. oder Schallplatten	_____
1 Monat	=	250 Fr. oder Ausflug	_____

Unterschätzen Sie nicht die Macht der Belohnung! Sie würden ja vermutlich auch nicht arbeiten, ohne daß Sie etwas bezahlt bekämen oder Ihnen sonst eine Befriedigung aus Ihrer Tätigkeit erwüchse.

Gönnen Sie sich auch schon bei kleinen Teilerfolgen etwas, besonders am Anfang. Später steigern Sie die Anforderungen.

Beispiel:

Frau L. (52 J.) arbeitet ganztags im Baugeschäft ihres Mannes mit und führt das Sekretariat. Dauernd ist Hektik. Es fällt ihr sehr schwer, das Rauchen aufzugeben. Daher denkt sie sich als Belohnung etwas ganz Besonderes aus. Sie wünscht sich schon seit einiger Zeit eine lange Perlenkette. Täglich legt sie den eingesparten Betrag beiseite und jede Woche geht sie zu einem befreundeten Goldschmied und tauscht das durch Nicht-Rauchen eingesparte Geld in Perlen.

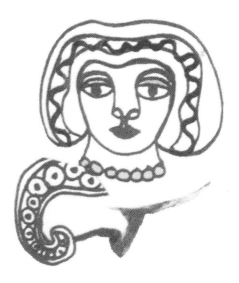

Vielleicht denken Sie, daß Sie dies alles nicht nötig haben und meinen, Sie brauchten sich für Ihren Rauchverzicht nicht zu belohnen. Es ist aber erwiesen, daß solche Zeichen der Anerkennung für geleistete Anstrengungen sehr wirksam sind. Verzichten Sie also nicht darauf, sich etwas Gutes zu tun!

Kapitel 13

Bleiben Sie bei Ihrem Vorsatz

Es hat sich gezeigt, daß es für einen Ex-Raucher besonders in Gesellschaft von Rauchern schwierig ist, seinen Vorsätzen treu zu bleiben. Unter Rauchern wird das Verlangen nach einer Zigarette wieder stärker. So wird ein großer Teil der «Rückfall-Zigaretten» denn auch in Gesellschaft geraucht, mit ‹geborgten› oder angebotenen Zigaretten.

Es gilt also, sich für solche Momente speziell zu rüsten! Sie haben dabei folgende Möglichkeiten:

○ **Rauchsituationen vermeiden**

○ **Mit Noch-Rauchern verhandeln**

○ **Antworten zurecht legen**

○ **In der Vorstellung üben**

○ **Aus der Situation gehen**

Wenn Sie sich diese fünf Punkte in kritischen Situationen immer wieder vor Augen halten, sind Sie wachsam und können in Gesellschaft besser konsequent bleiben. Die fünf Punkte werden im folgenden ausführlicher diskutiert.

1. Rauchsituationen vermeiden

Am besten wäre es natürlich, wenn Sie Situationen, in denen Sie viel geraucht haben, oder in denen andere viel rauchen, vorläufig aus dem Weg gehen, bis Sie ein sattelfester Nichtraucher sind.

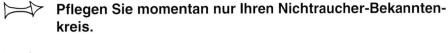 **Pflegen Sie momentan nur Ihren Nichtraucher-Bekanntenkreis.**

Machen Sie einen Bogen um Raucher und rauchige Lokale.

Vermeiden Sie typische Rauchsituationen.

2. Mit Noch-Rauchern verhandeln

Es wird jedoch immer wieder Situationen geben, denen Sie nicht ausweichen können und wo Sie von Rauchern umgeben sind (Geschäftsessen, Einladungen, Besprechung etc.). Vielleicht raucht auch ein Familienmitglied oder Ihr Arbeitskollege nebenan weiter. Mit ihnen könnten Sie gemeinsam nach Kompromissen suchen, z. B.:

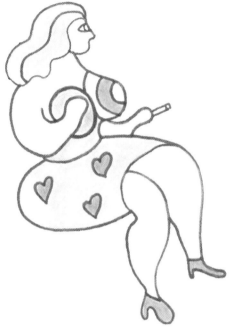

daß in bestimmten Räumen nicht geraucht wird,

daß zu bestimmten Zeiten nicht geraucht wird,

daß regelmäßig gelüftet wird.

Mit diesen Maßnahmen erreichen Sie auch ein klareres Problembewußtsein bei den Noch-Rauchern.

3. Antworten zurechtlegen

Manchmal werden Ihnen aus alter Gewohnheit oder aus falsch verstandener Höflichkeit Zigaretten angeboten. Vielleicht will man Sie auch auf die Probe stellen.

Lassen Sie sich nicht in Verlegenheit bringen und halten Sie Antworten parat, die Sie sich für solche Momente schon zurecht gelegt haben. Versuchen Sie Antworten zu finden, die nicht aggressiv sind, aber dennoch klar und bestimmt.

100

Arbeitsblatt 23: Ihre Antwort auf Herausforderungen

 Suchen Sie nach weiteren Entgegnungen auf mögliche kritische Situationen und Fragen.

Herausforderung:	Ihre Antwort:
«Zur Feier des Tages rauchen wir eine»	«Gerade deshalb rauche ich keine»
«Aber richtig gemütlich ist es doch nur mit einer Zigarette»	«Beim Qualmen hört jetzt für mich die Gemütlichkeit auf»
«Wie willst Du das durchhalten bei Deinem Streß ?»	«Ohne Nikotin zieht der Streß dahin»
«Rauch lieber eine, dann wirst du wieder erträglicher»	«Sei lieber nett zu mir, dann komme ich schneller über den Berg»
«Nun komm schon, rauch eine mit mir!»	«Rauch du lieber alleine, ich gehe einen Moment an die frische Luft»
«Du hast ja jetzt bewiesen, daß du aufhören kannst, wenn du willst. Also kannst du doch eine einzige rauchen»	«Eine einzige sind hundert zu viel»
_____	_____
_____	_____
_____	_____
_____	_____
_____	_____

4. In der Vorstellung üben

Möglichst plastisches Vorstellen kommender schwieriger Situationen hilft, in Gesellschaft besser dem Rauchdrang widerstehen zu können. Sie nehmen in Gedanken möglichst detailliert und realistisch die kritische Situation vorweg.

Malen Sie sich aus, wie Sie am nächsten Tag mit Bekannten im Restaurant sitzen. Nach einem guten Essen wird der Kaffee serviert. Ihr Gegenüber nimmt nun seine Zigaretten aus der Tasche – noch dazu Ihre Marke – und bietet sie Ihnen an. Sie sagen:

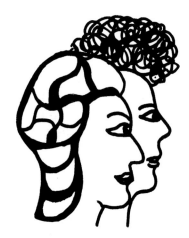

Nein danke, ich gehöre zu den starken Nichtrauchern

Wenn Ihnen demnächst eine unangenehme Sitzung bevorsteht, dann stellen Sie sich rechtzeitig in Gedanken darauf ein, wie Ihr Kollege A. neben Ihnen nervös eine Zigarette nach der anderen raucht, wie der Ärger in Ihnen hochsteigt. Ihr Kollege bietet Ihnen eine Zigarette an.

Sie sagen: «Nein danke, ich rauche nicht. Ich wollte sowieso gerade fragen, ob das Rauchen während der Sitzung eingestellt werden kann.»

5. Aus der Situation gehen

Sollten alle Stricke reißen und Sie trotz guter Vorbereitung das Gefühl haben, nicht mehr widerstehen zu können, dann gibt es nur Eines: gehen Sie aus der Situation. Stehen Sie auf, verlassen Sie kurz den Raum oder schalten Sie eine Pause ein.

Das größte Risiko für Ihre Nichtraucher-Karriere, an deren vielversprechendem Anfang Sie jetzt stehen, ist, daß Sie einer momentanen Stimmung nachgeben und wieder zur Zigarette greifen. Wie Sie mit diesen Gefahren richtig umgehen können, zeigt das folgende Kapitel.

Kapitel 14

Kampf den Ausrutschern

Ein Ausrutscher erscheint Ihnen vielleicht banal, aber er stellt eine große Gefahrenquelle dar. Das Risiko besteht nämlich, daß aus einem einmaligen Ausrutscher ein kompletter Rückfall wird. Mit einer Zigarette lösen Sie wieder alle Erinnerungen aus, die für Sie mit dem Rauchen verbunden waren.

1. Warnung vor alten Gewohnheiten

Sie meinen vielleicht: «Einmal ist keinmal», aber da unterschätzen Sie die Macht der Gewohnheit gewaltig. Was haben Unkräuter und Gewohnheiten gemeinsam? Wenn man sie nicht an der Wurzel packt, kommen sie immer wieder.

So kann auch die Rauchgewohnheit in unaufmerksamen Augenblicken immer wieder neu durchbrechen, und ehe man sich versieht, ist die Zigarette bereits angezündet. Um diesen Automatismus nicht aufkommen zu lassen, müssen Sie sich in einer kribbeligen Situation klar vor Augen führen, was Sie tun. Der Automatismus kann Sie nur in den Krallen behalten, wenn er unbemerkt bleibt.

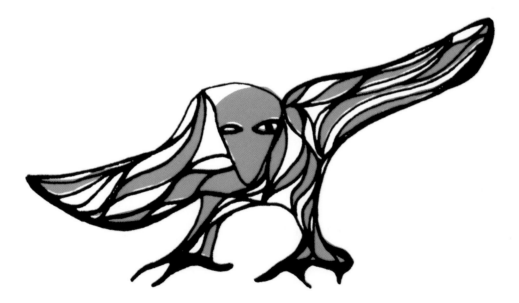

Wenn es Ihnen gelingt, die automatische Kette von Auslöser, Rauchbedürfnis und Rauchen zu unterbrechen, dann haben Ausrutscher keine Chance. Trainieren Sie die nachfolgende Übung, um dem Rauch-Automatismus nicht ausgeliefert zu sein.

Übung 3: Automatismen durchbrechen

Wenn Sie Ihr Rauchbedürfnis spüren:

➤ **klatschen Sie ganz kurz in die rechte Hand**

➤ **ballen Sie beide Hände zu Fäusten**

➤ **halten Sie die Spannung einige Sekunden**

➤ **atmen Sie tief ein**

➤ **halten Sie die Luft an**

➤ **atmen Sie langsam und ruhig aus**

➤ **erinnern Sie sich an Ihren Nichtraucher-Entschluß**

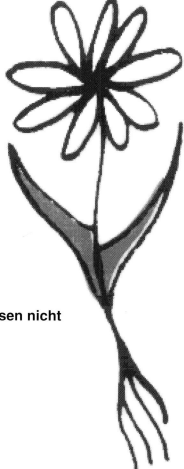

Wenn Sie Unkraut nur ausreißen und nichts Neues an dessen Stelle setzen, kommt das Unkraut immer wieder. Ebenso kann es Ihnen mit der Rauchgewohnheit gehen. Sie kann immer wieder durchbrechen. Wie Sie ja bereits aus unseren vorangegangen Kursteilen wissen, können Sie statt Tabak neue Gewohnheiten pflanzen.

Auch wenn Sie sich gut gerüstet fühlen, gilt es, trotzdem wachsam zu bleiben. Ganz besonders heikel sind unklare Situationen, deren Ausgang Sie nicht kennen.

Beispiele:

Ihr Chef hat Sie zu einer Besprechung gerufen, und Sie wissen nicht genau, was er mit Ihnen diskutieren möchte.

Sie sitzen vor einem Berg von Arbeit und sind sich im Unklaren, wo Sie anfangen sollen.

Sie denken über ein Projekt nach und haben noch nicht die richtige Lösung gefunden.

In solchen Momenten sind Sie speziell gefährdet, in alte Gewohnheiten zurückzufallen. Passen Sie also auf.

2. Ausrutscher: Gefahr erkannt – Gefahr gebannt!

Untersuchungen haben gezeigt, daß Ex-Raucher ihre Ausrutschgefahren sehr realistisch einschätzen. Sie finden im folgenden ein Arbeitsblatt, mit dessen Hilfe Sie feststellen können, wo die Gefahren auf Sie lauern.

Arbeitsblatt 24: Ausrutschgefahr erkennen

 Fragen Sie sich bei jeder Situation: «Wie wahrscheinlich ist es, daß ich in dieser Situation der Zigarette widerstehen kann?». Kreuzen Sie die für Sie zutreffende Zahl an.

1	bedeutet	«sehr unwahrscheinlich»,	daß ich widerstehen kann
2	bedeutet	«ziemlich unwahrscheinlich»,	daß ich widerstehen kann
3	bedeutet	«kann ich nicht einschätzen»,	daß ich widerstehen kann
4	bedeutet	«ziemlich wahrscheinlich»,	daß ich widerstehen kann
5	bedeutet	«sehr wahrscheinlich»,	daß ich widerstehen kann

Im Tagesablauf

1.	morgens im Bett	1	2	3	4	5
2.	vor dem Frühstück	1	2	3	4	5
3.	während oder nach dem Frühstück	1	2	3	4	5
4.	auf dem Weg zum Arbeitsplatz	1	2	3	4	5
5.	morgens während der Arbeit	1	2	3	4	5
6.	morgens während der Pausen	1	2	3	4	5
7.	bei der Mittagspause	1	2	3	4	5
8.	nachmittags während der Arbeit	1	2	3	4	5
9.	nachmittags während der Pausen	1	2	3	4	5
10.	bei Arbeitsschluß	1	2	3	4	5
11.	auf dem Heimweg	1	2	3	4	5
12.	abends zu Hause	1	2	3	4	5
13.	während des Abendessens	1	2	3	4	5
14.	nach dem Abendessen	1	2	3	4	5
15.	beim Schlafengehen	1	2	3	4	5

In der Freizeit

1.	beim Fernsehen	1	2	3	4	5
2.	beim Lesen	1	2	3	4	5
3.	bei Arbeiten in Haus und Garten	1	2	3	4	5
4.	am Wochenende	1	2	3	4	5
5.	auf Reisen	1	2	3	4	5

1	bedeutet	«sehr unwahrscheinlich»,	daß ich widerstehen kann
2	bedeutet	«ziemlich unwahrscheinlich»,	daß ich widerstehen kann
3	bedeutet	«kann ich nicht einschätzen»,	daß ich widerstehen kann
4	bedeutet	«ziemlich wahrscheinlich»,	daß ich widerstehen kann
5	bedeutet	«sehr wahrscheinlich»,	daß ich widerstehen kann

Bei Anreizen zum Rauchen

1.	bei Zigarettenreklame	1 2 3 4 5
2.	beim Kiosk	1 2 3 4 5
3.	bei Zigarettengeruch	1 2 3 4 5
4.	beim Anblick von Aschenbechern	1 2 3 4 5
5.	wenn andere rauchen	1 2 3 4 5

Bei Belastungen

1.	bei Krach mit Partner(in)	1 2 3 4 5
2.	bei eigenen/fremden Verspätungen	1 2 3 4 5
3.	wenn man warten muß	1 2 3 4 5
4.	bei Ärger am Arbeitsplatz	1 2 3 4 5
5.	wenn man sich beleidigt fühlt	1 2 3 4 5
6.	wenn man unter Zeitdruck steht	1 2 3 4 5

In bestimmten Situationen

1.	beim Autofahren	1 2 3 4 5
2.	beim Telefonieren	1 2 3 4 5
3.	beim Zusammensein mit Freunden und Kollegen	1 2 3 4 5
4.	wenn man allein ist	1 2 3 4 5
5.	im Restaurant/Beiz/Café	1 2 3 4 5

In bestimmten Stimmungen

1.	wenn man sich einsam fühlt	1 2 3 4 5
2.	wenn man sich ärgert	1 2 3 4 5
3.	wenn man traurig ist	1 2 3 4 5
4.	wenn man fröhlich ist	1 2 3 4 5
5.	wenn einem alles gleich ist	1 2 3 4 5

Bei bestimmten Gedanken

1.	«Ich bin zu dick»	1 2 3 4 5
2.	«Heute hätte ich eigentlich eine Zigarette verdient»	1 2 3 4 5
3.	«Ich halte es ohne Zigarette nicht mehr aus»	1 2 3 4 5

3. Mit Ausrutschern umgehen

Sollten Sie aus irgendeinem Grunde doch wieder in die alte Gewohnheit zurückgefallen sein, dann sind Sie natürlich unzufrieden. Sie zweifeln an sich, fühlen sich machtlos oder als Versager. Sie sagen dann vielleicht zu sich: «Jetzt ist doch sowieso alles egal. Ich schaffe es doch nicht. Jetzt habe ich alles kaputt gemacht.»

Auch wenn wir wirklich möchten, daß Sie rauchfrei bleiben, ist es doch wichtig zu wissen, was tun, wenn Sie tatsächlich wieder geraucht haben. Sie müssen sich auf diese Eventualität gut vorbereiten, so wie man eine Feuerversicherung abschließt und trotzdem alles tut, damit einem das Haus nicht abbrennt.

Wenn Sie also tatsächlich wieder geraucht haben, dann haben Sie die Rauch-Handlungskette nicht frühzeitig genug unterbrochen. Sie sollten dann einen Augenblick innehalten nach dem Motto:

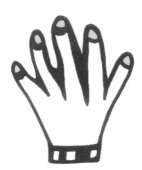

Stoppen – Überlegen – Weglegen!

Betrachten Sie diesen Ausrutscher als ein einmaliges, unabhängiges Versehen, als etwas, das Sie in Zukunft vermeiden können. Halten Sie sich nochmals die Gründe vor Augen, warum Sie aufhören wollten zu rauchen. Sie sagen sich: «Nach diesem Ausrutscher strenge ich mich extra an».

Beispiel:

Christian, 38. J., Automechaniker, war bereits seit ca. einem Jahr Nichtraucher. Bei einem Volksfest hatte er zuviel getrunken. Ein Schulfreund, den er lange nicht gesehen hatte, bot ihm eine Zigarette an. Christian rauchte an diesem feucht-fröhlichen Abend gleich mehrere Zigaretten hintereinander. Am nächsten Morgen ärgerte er sich, daß er wegen des Alkohols die Selbstkontrolle verloren hatte. Besonders wurmte es ihn auch, daß seine Kollegen ihn wegen dieses Rückfalls hänselten. Danach schwor er sich: «Das passiert mir nicht noch einmal». Er konnte diesen Entschluß bis heute durchhalten.

○ **Geben Sie jetzt nicht auf!**

○ **Wenden Sie sich an Ihren «Coach» um Hilfe.**

○ **Jeder Tag ist ein neuer Anfang!**

Aus einem Rückschlag kann man sogar neue Kraft schöpfen und daraus lernen. Selbst wenn Sie also wieder eine Zigarette geraucht haben, brauchen Sie sich nicht unterkriegen zu lassen. Machen Sie weiter mit dem Nichtraucher-Training. Denken Sie daran, wenn jemand weit springen möchte, muß er auch von weit hinten Anlauf nehmen.

Im letzten Kursteil erfahren Sie, wie Sie auf die Dauer ein erfolgreicher Nichtraucher bleiben können. Wenn es Ihnen gelingt, die Punkte auf der nachfolgenden Checkliste abzuhaken, sind Sie schon auf dem besten Weg dazu.

Checkliste für Teil III

- [ ] Sie kennen die körperlichen und psychischen Entzugserscheinungen und können damit kompetent umgehen.

- [ ] Sie ersetzen die Zigaretten durch echte Belohnungen. Für Ihre Nichtrauchleistung gönnen Sie sich etwas Angenehmes. Ihre Genußbilanz ist jetzt auch ohne Zigaretten ausgeglichen.

- [ ] Sie bleiben bei Ihrem Nichtrauchvorsatz, wenn Sie Rauchsituationen vermeiden und mit Rauchern verhandeln.

- [ ] Sie legen sich Antworten und Verhaltensweisen für kritische Situationen zurecht und üben schon in der Vorstellung.

- [ ] Im Notfall gehen Sie aus der kritischen Situation.

- [ ] Sie kennen die Gefahr von Ausrutschern und werfen nicht gleich die Flinte ins Korn.

Teil IV

Die vierte Woche

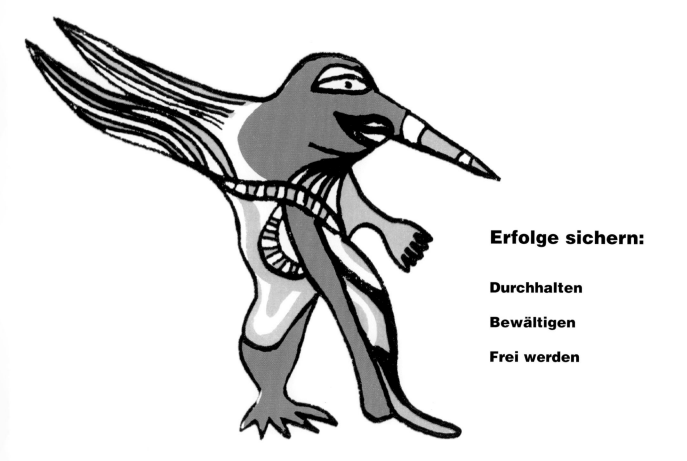

Erfolge sichern:

Durchhalten

Bewältigen

Frei werden

Sie haben nun bereits die ersten unangenehmen Tage hinter sich. Jetzt gilt es, die Kunst zu erlernen, auf Dauer durchzuhalten. In den folgenden Kapiteln haben Sie die Möglichkeit, sich allgemeine Strategien zur Bewältigung kritischer Situationen anzueignen. Im Laufe der Zeit wird es vielleicht immer wieder Streßperioden und Stimmungen geben, in denen Sie solche Strategien gut gebrauchen können.

Kapitel 15

Allgemeine Bewältigungs-Strategien

Nichtraucher(in) zu werden – das ist Ihnen bereits gelungen. Wie aber können Sie es auf Dauer bleiben? Aus verschiedenen Untersuchungen weiß man, daß die Rückfallgefahr noch lange droht. Zu verschiedenen Zeitpunkten nach dem Aufhören bestehen unterschiedliche Risiken.

In den ersten drei bis vier Monaten besteht die Rückfallgefahr vor allem darin, wieder in die alten eingeschliffenen Gewohnheiten zu schlittern. Die neuen Gewohnheiten sind noch nicht genügend gefestigt, um die alten Rauchautomatismen abzuschalten. Man rechnet in der Regel mit ca. 3000 Stunden Übung, bis eine neue Gewohnheit eingeschliffen ist. In dieser ersten Zeit kommt es zu den bekannten «Ausrutschern», bei denen man, ohne es zu merken, zur Zigarette greift. Den Umgang mit solchen Ausrutschern haben wir am Schluß des dritten Teils besprochen.

Nach etwa drei bis vier Monaten stellt sich das Rückfallproblem anders dar. Hier sind es nicht mehr nur die Automatismen, sondern auch schwer zu bewältigende Belastungen, wie familiäre Probleme oder starker Arbeitsstreß, die einen Rückfall möglich machen. Die wissenschaftliche Forschung zur Rückfallgefährdung hat folgende Risikofaktoren aus zahlreichen Untersuchungen herausgefiltert:

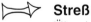 **Streß**
Überlastung am Arbeitsplatz, Zeitdruck, Spannungen

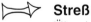 **Gefährliche Gefühlslagen und Stimmungen**
Ärger, Frustration, Langeweile, Angst, depressive Stimmung

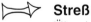 **Zwischenmenschliche Konflikte**
Streit mit dem Partner, Probleme mit Kollegen

113

Schwierige Situationen mit anderen Rauchern
zum Beispiel bei Festen mit Alkoholkonsum, nach dem Essen beim Kaffee, wenn Partner und Kollegen rauchen

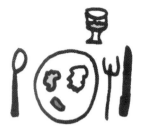

 Nachlassende Motivation

Ein Hauptgrund für die Rückfälligkeit bei Ex-Rauchern ist die Tatsache, daß Sie in diesen gefährdenden Situationen zu wenig wirksame Bewältigungs-Strategien zur Verfügung haben und daher die Zigarette als trügerischen Ausweg ansehen.

Es ist nicht die Situation, die einen Rückfall bewirkt, sondern die Art und Weise, wie man sich mit der Situation auseinandersetzt. Der richtige Umgang mit schwierigen und gefährdenden Situationen läßt sich erlernen. Wie ein Pilot das angemessene Verhalten in Krisensituationen hundertmal im Simulator trainiert, so können auch Sie sich auf schwierige Situationen vorbereiten.

Einige aus der Forschung bekannte, allgemeine Bewältigungsstrategien werden Ihnen helfen, mit Risikosituationen angemessener umzugehen. Die nächsten Kapitel weisen auf spezifische Techniken im Umgang mit Streß, gefährlichen Gefühlslagen, Stimmungen und schwierigen Situationen hin.

Welche Möglichkeiten hat man nun, um mit nicht ganz einfachen Lebenssituationen fertig zu werden, ohne zu rauchen? Ganz allgemein unterscheidet man drei Bewältigungsformen:

○ **Sie greifen aktiv in die Situation ein.**

○ **Sie bleiben passiv.**

○ **Sie werten die Situation um.**

Anhand des folgenden Beispiels werden diese verschiedenen Möglichkeiten veranschaulicht:

Beispiel:

Sie sind in einer Vereinssitzung. Der Präsident führt die Sitzung langatmig. Jeder redet hinein und jeder redet zu lange. Die Tagesordnung wird dauernd umgestellt. Sie müssen um 21 Uhr 30 auf den Zug. Es ist bereits 21 Uhr und die für Sie wichtigen Traktanden sind noch nicht behandelt.

1. Sie greifen aktiv in die Situation ein

☞ **Sie versuchen selbst die Situation zu verändern**

In unserem Beispiel würden Sie einen Antrag zur Geschäftsordnung stellen. Sie können auch vorschlagen, daß die für Sie wichtigen Traktanden in einer späteren Sitzung behandelt werden.

☞ **Sie veranlassen andere dazu, die Situation zu beeinflussen, d.h. Sie suchen Hilfe**

Hier zeigen Sie z.B. Ihrer Nachbarin durch Ihr Verhalten (Gähnen, auf die Uhr schauen), daß Sie genau so frustriert sind wie sie. Ihre Nachbarin stellt dann vielleicht einen Antrag zur Geschäftsordnung. Sie können auch direkt ihre Kollegin um Hilfe bitten.

☞ **Sie suchen nach Information**

Sie fragen den Sitzungspräsidenten, wann er das Traktandum X zu behandeln gedenkt.

☞ **Sie gehen aus der Situation heraus**

Sie verlassen das Sitzungszimmer und fahren nach Hause.

2. Sie bleiben passiv

☞ **Sie warten ab, ob die Dinge sich von selber regeln**

Sie zählen darauf, daß die Sitzung bald einen besseren Verlauf nimmt und sagen sich: «Abwarten und Tee trinken.»

☞ **Sie vermeiden die Situation**

Sie gehen gar nicht erst zu der Sitzung, weil Sie das Gefühl haben, die Diskussion werde nicht viel bringen.

3. Sie werten die Situation um

▷ **Sie bagatellisieren die Lage**

Sie sagen sich, daß das alles gar nicht so wichtig sei.

▷ **Sie vergleichen mit Schlimmerem**

Sie sagen sich, alles könnte noch viel schlimmer sein.

▷ **Sie verändern Ihre Erwartungen oder Ziele**

Sie sagen zu sich: «Sei nicht so anspruchsvoll», «Was hast Du denn erwartet?».

▷ **Sie blenden das Negative aus und betonen das Positive**

Sie sagen sich: «Diese Sitzung hat den Vorteil, daß ich meine alten Kollegen treffe.»

▷ **Sie fassen die Situation als Herausforderung auf**

«Diese Sitzung ist ein guter Prüfstein für mein Durchhaltevermögen und meine Geduld.»

▷ **Sie lenken sich ab**

Sie wenden Ihre Aufmerksamkeit von der Sitzung ab und lenken Ihre Gedanken auf etwas Anderes, zum Beispiel auf die Vorbereitungen für den kommenden Tag.

4. Anwendungsregeln

Natürlich paßt nicht jede der genannten Strategien für jede Situation. Das wäre zu einfach. Je nach Situation ist eine unterschiedliche Bewältigungsstrategie sinnvoll. Was in der einen Situation ein gutes und richtiges Verhalten ist, kann in der anderen Situation falsch sein. Aufgrund einer Reihe von Untersuchungen kennt man Regeln, die entscheiden helfen, welche Bewältigungsstrategie wann einzusetzen ist. Untersuchen Sie daher die belastenden Situationen mit folgenden Fragen:

▷ **Kann die kritische Situation durch Sie beeinflußt werden?**

Wenn ja: Greifen Sie aktiv in die Situation ein.

116

➤ **Haben Sie keinen Einfluss auf die kritische Situation?**

Werten Sie die Situation um.

➤ **Hängt die kritische Lage mit Unklarheiten zusammen?**

Suchen Sie nach Information.

➤ **Ist die kritische Situation nur durch bewußtes Vermeiden zu umgehen?**

Dann setzen Sie die Vermeidungsstrategie ein.

➤ **Besteht die Aussicht, daß sich die Situation von selbst ändert, obwohl Sie keinen Einfluß auf die Situation haben?**

Dann können Sie passiv bleiben, abwarten oder sich ablenken.

Sie haben nun allgemeine Prinzipien zur Bewältigung von schwierigen Situationen kennengelernt. Das nächste Kapitel zeigt Ihnen, wie Sie übermäßigem Streß vorbeugen beziehungsweise bestehenden Streß verringern können.

Kapitel 16

Mit Streß richtig umgehen

Von Streß wird viel geredet – aber was wird eigentlich genau darunter verstanden?

Vielleicht ist Ihnen schon aufgefallen, daß sich manche Menschen in einer Situation absolut nicht gestreßt fühlen, in der andere bereits am Rand eines Nervenzusammenbruchs stehen.

1. Was ist Streß eigentlich?

In der modernen Streßforschung versteht man unter Streß alle Faktoren, die vom Menschen selbst als Belastung oder Bedrohung empfunden werden. Streß ist also nicht etwas, das nur objektiv meßbar ist. Wie gestreßt sich Personen in einer Situation fühlen, hängt auch davon ab:

○ **wie sie die Situation wahrnehmen,**

○ **wie sie diese bewerten,**

○ **wie sie erwarten, damit umgehen zu können.**

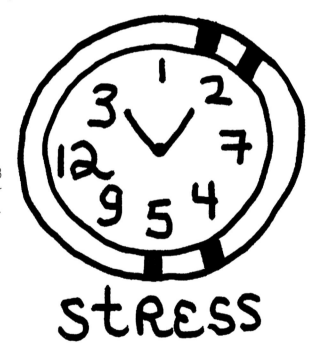

Die meisten Menschen nehmen an, daß Streß etwas Negatives sei. Streß kann daneben aber durchaus stimulierend und bereichernd wirken. Die Frage ist nur:

○ **Wo ist die Grenze?**

○ **Wo wirkt Streß noch beflügelnd?**

○ **Wo ist er bereits erdrückend?**

Das Ziel im Umgang mit Streß besteht also nicht darin, dem Streß aus dem Wege zu gehen, sondern ihn sinnvoll in sein Leben einzubauen und richtig damit umzugehen. Dazu ist es zunächst wichtig, die Anzeichen von übermäßigem Streß wahrzunehmen.

2. Woran merkt man, daß man übermäßig gestreßt ist?

Jeder kann an seinen eigenen Reaktionen erkennen, ob er/sie belastet oder überlastet ist.

Merkblatt 5: Zeichen für Überlastung

Überlastet sind Sie,

wenn Sie sich über Umgebungseinflüsse aufregen, auf die Sie keinen Einfluß haben, (z.B. schimpfen, weil die Ampel auf rot gesprungen ist);

wenn Ihnen vermehrt kleine Mißgeschicke passieren und Sie ineffizient werden, z.B. wenn Sie sich in den Finger schneiden, sich stoßen, stolpern, etwas nicht finden, wichtige Termine vergessen, Gedächtnis- und Konzentrationsstörungen haben;

wenn Sie ständig abgehetzt sind, häufig zu spät kommen, schnell noch etwas dazwischen schieben;

wenn Sie häufig schwarz sehen, die Dinge übertrieben negativ beurteilen und allzu pessimistisch sind. Dies muß keine tiefschürfenden Ursachen haben, sondern kann lediglich ein Zeichen von Überlastung sein;

wenn Sie sich körperlich nicht wohl fühlen, müde und abgespannt sind, dann kann das eine Warnung des Körpers sein, den Bogen nicht zu sehr zu überspannen;

wenn Sie in einfache Gewohnheiten zurückfallen, d.h. auf relativ rudimentäre, automatisierte und oft wenig situationsangepaßte Handlungsmuster zurückgreifen;

wenn Sie in Schwarz-Weiß-Malerei verfallen und beginnen, komplexe Fragen undifferenziert anzugehen und die Welt in Gut und Böse einzuteilen.

3. Wie meistern Sie den Streß

Sie haben bereits einige wichtige Methoden kennengelernt, um Streß-situationen gelassener begegnen zu können. Dazu gehören:

○ **Atem- und Entspannungstechniken**

○ **Fitneßübungen**

○ **Selbstzuspruch und positive Vorstellungsbilder**

○ **Sich belohnen**

○ **Allgemeine Bewältigungsstrategien**

Einige dieser Möglichkeiten lassen sich mit Hilfe einer Technik, die «Beruhigungsreflex» genannt wird, kombinieren. Der Beruhigungsreflex ist in Übung 4 dargestellt.

Übung 4: Der Beruhigungsreflex

Trainieren Sie folgende Schritte:

▭▷ **Eine Beeinträchtigung bewußt wahrnehmen**

▭▷ **Lippen aufeinander pressen, dann lockern**

▭▷ **Lippen und Mundbereich durch Lächeln entspannen**

▭▷ **Selbstzuspruch: «Wacher Geist – ruhiger Körper»**

▭▷ **Langsames feines Einatmen durch die Nase**

▭▷ **Luft anhalten und Bauch einziehen**

▭▷ **Fein und langsam ausatmen**

Der Beruhigungsreflex wirkt einer häufigen Streßreaktion, der Alarmreaktion, entgegen. Die Alarmreaktion ist durch eine Kaskade von psychischen und körperlichen Reaktionen gekennzeichnet und tritt immer dann auf, wenn jemand sich in irgendeiner Weise bedroht fühlt. In einer als bedrohlich wahrgenommenen Situation reagieren die meisten Menschen innerlich so, als wollten sie kämpfen oder fliehen. Sowohl bei der Flucht- wie bei der Kampfreaktion stellt der Körper große Energien bereit, die aber meistens nicht genutzt werden können. Man kann ja kaum, wenn man sich im Büro über jemanden ärgert, fortrennen oder einen Faustkampf mit ihm austragen. Der Beruhigungsreflex soll die Kampf- oder Flucht-Reaktion ersetzen.

Durch das bewußte Wahrnehmen von unangenehmen Situationen in der ersten Phase des Beruhigungsreflexes wird erreicht, daß mögliche Streßquellen deutlicher wahrgenommen werden als bei der mehr automatisch ablaufenden Alarmreaktion. Nach dieser ersten Bewußtmachung wird der Automatismus der Alarmreaktion durch ein Lächeln durchbrochen. Oder haben Sie schon einmal einen gestreßten Menschen mit einem freundlichen Lächeln auf den Lippen gesehen?

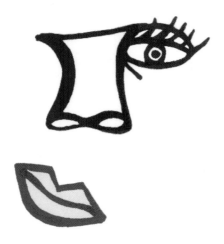

Der Selbstzuspruch «Wacher Geist – ruhiger Körper» ist mit der Alarmreaktion unvereinbar und bewirkt wie die Gangschaltung beim Auto ein Um- und Zurückschalten. Eine tiefe Atmung sorgt für eine gute Sauerstoffdurchmischung des Blutes und für eine gute Entgiftung von Kohlendioxyd beim Ausatmen.

Der Beruhigungsreflex zielt also darauf ab, die Auswirkungen einer bestimmten Streßquelle zu reduzieren. Er kann als Minipause zu einer weniger raschen Ermüdung beitragen. Durch häufiges Üben wird er automatisiert.

Im nachfolgenden Merkblatt sind Alarmreaktion und Beruhigungsreflex einander gegenüber gestellt. Daraus wird ersichtlich, daß die durch die Alarmreaktion unnütz bereit gestellte Energie umgelenkt werden und konstruktiv genutzt werden kann. Das ist umso wichtiger, als Dauerstreß zu verschiedenen Krankheiten beiträgt.

Merkblatt 6: Vergleich von Alarmreaktion und Beruhigungsreflex

Alarmreaktion	Beruhigungsreflex
10. Ein Reiz (eine Situation) wird als Bedrohung wahrgenommen.	10. Ein Reiz (eine Situation) wird als Bedrohung wahrgenommen.
9. Die Aufmerksamkeit richtet sich auf den Reiz.	9. Die Aufmerksamkeit richtet sich auf den Körper.
8. Die Muskelspannung nimmt unbewußt zu.	8. Die Muskelspannung wird bewußt kontrolliert.
7. Die Atmung blockiert.	7. Lächeln.
6. Die Gesichtsmuskeln verspannen sich.	6. Die Gesichtsmuskeln entspannen sich.
5. Die Durchblutung der Hände und Füße, des Gehirns und der Verdauungsorgane ist behindert.	5. Selbstzuspruch: **«Wacher Geist – ruhiger Körper»**. Größere innere Ruhe führt zu besserer Durchblutung.
4. Beschleunigung des Herzrhythmus.	4. Ruhiges tiefes Einatmen, um sich zu beruhigen.
3. Erhöhung des arteriellen Drucks.	3. Atem anhalten zur Sauerstoffanreicherung des Blutes.
2. Das Blut wird dickflüssiger.	2. Langsames und feines Ausatmen, um den Körper von Kohlendioxyd zu entgiften.
1. Zucker wird ins Blut abgegeben.	1. Empfindung von Schwere und Wärme.
0. Negative Vorstellungsbilder, Mißstimmung, allgemeine Verspannung, unwillige Wiederaufnahme einer Tätigkeit.	0. Ermutigende Vorstellungsbilder, ruhige und überlegte Haltung. Wiederaufnahme einer Tätigkeit in guter Stimmung.

So wie elementare Hygienemaßnahmen wie Zähne putzen oder Hände waschen viele Krankheiten verhüten helfen, verringert der Beruhigungsreflex die schädlichen Folgen von übermäßigem Streß. Das sollte Sie aber keinesfalls daran hindern, die vermeidbaren Streßquellen zu reduzieren, um auch auf psychischem Gebiet Energie zu sparen.

Im nachfolgenden Merkblatt finden sich eine Reihe von Vorschlägen, wie sich vermeidbarer Streß reduzieren läßt.

Merkblatt 7: Belastungen ausgleichen – Gegengewichte schaffen

Pausen einlegen:	Alle 15 bis 20 Minuten eine Minipause von ein bis zwei Minuten einlegen. Atemübungen, Kurzentspannungstechniken oder Beruhigungsreflex einsetzen.
Persönliche Organisation:	Prioritäten setzen; schwierige Aufgaben in einfachere Teilaufgaben zerlegen; wenn möglich unwichtige Aufgaben delegieren; unangenehme Aufgaben zuerst erledigen; lernen, «Nein» zu sagen; versuchen, nicht allzu perfektionistisch zu sein.
Zeitmanagement:	Sich einen Tagesplan erstellen; sich weniger vornehmen, das aber durchführen; sich auf das Wesentliche konzentrieren; nur eine Sache tun, die dafür aber richtig; bestimmte Tätigkeiten möglichst zu festen Zeitpunkten durchführen; zu bestimmten Zeiten nicht verfügbar sein.
Mit Bewegung gegensteuern:	Durch körperliche Betätigung die angestaute Streß-Spannung abfließen lassen.
Sich gegen Streß impfen:	Sich belastenden Situationen nur schrittweise aussetzen und wie in einem Sport-Training langsam den Schwierigkeitsgrad steigern.
Allgemeine Bewältigungsstrategien einsetzen:	In schwierigen Situationen eingreifen, wenn diese durch Sie zu beeinflußen sind. Die Situation anders bewerten, wenn man keinen Einfluß auf sie nehmen kann. Information suchen, um Klarheit zu schaffen. Situationen vermeiden, die nur durch Umgehen zu bewältigen sind. Abwarten, wenn die Aussicht besteht, daß eine Situation, auf die man selbst keinen Einfluß hat, sich von selbst verändert.

Nicht nur Streß, sondern auch die Gefühle und Stimmungen, die Sie empfinden, können eine Rückfallgefahr darstellen.

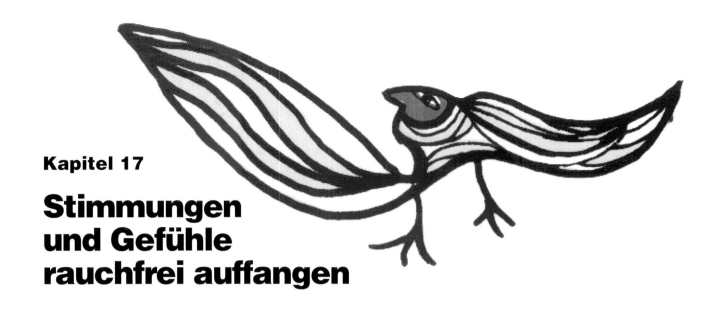

Kapitel 17

Stimmungen und Gefühle rauchfrei auffangen

In einer amerikanischen Untersuchung von 1982 konnte gezeigt werden, daß 52 Prozent der Ex-Raucher in negativ getönten Stimmungslagen wieder rückfällig wurden. In Verbindung mit Alkohol können sogar positive Stimmungen leicht zu einem Rückfall führen, da unter Alkohol die Selbstkontrolle herabgesetzt ist.

Ärger, Frustration, Langeweile, Angst oder Niedergeschlagenheit erlebt jeder gelegentlich. Vor dem Aufhören diente das Rauchen oft dazu, unangenehme Gefühle zu überdecken und «cool» zu bleiben. Wie das nachfolgende Beispiel zeigt, können unangenehme Gefühle, wenn sie unbeachtet bleiben, leicht Rückfälle provozieren.

Beispiel:

Klaus M. (42 Jahre) war starker Raucher. Er nahm zwei Anläufe, um von der Zigarette loszukommen. Wie er erzählte, waren für ihn die ersten Tage ohne Zigarette jeweils etwas unangenehm, aber viel leichter zu überwinden, als er sich das vorgestellt hatte. Zu einem Rückfall kam es erst, als am Arbeitsplatz ein anderer die höhere Position erhielt, die ihm versprochen worden war. Zu all dem Ärger und der Enttäuschung kamen nun auch noch die Selbstvorwürfe hinzu, wieder zur Zigarette gegriffen zu haben. Diesen Rückfall nahm er aber zum Anlaß, sein erneutes Rauchen zu hinterfragen. Gefühle wie Wut, Selbstzweifel und Frustration, die dahinter standen, waren durch Rauchen auch nicht zu beeinflußen.

Unbearbeitete Gefühle als innere Auslöser stellen eine echte Gefahrenquelle dar. Stimmungen und Gefühle beteiligen immer den ganzen Menschen. Das Herz schlägt schneller. Allgemein fühlt man sich erregter und angespannter.

Solche leichten Erregungszustände werden von vielen Menschen als unangenehm empfunden. Was kann man tun, ohne wie früher zur Zigarette zu greifen?

1. Wie geht man allgemein mit Stimmungen um

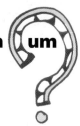

1. Schritt: Bewußt machen

Sehr häufig sind Gefühle vage, verschwommen und miteinander vermischt. Es ist gar nicht so leicht zu wissen, was man fühlt. Wenn Sie spüren, daß Ihre Stimmung sich verändert, halten Sie einen Moment inne und fragen Sie sich:

Was empfinde ich eigentlich?
Wie kann ich dieses Gefühl benennen?
Welche Gedanken gehen mir durch den Kopf?

2. Schritt: Akzeptieren

Versuchen Sie das Gefühl, das Sie gerade empfinden, zu akzeptieren. Wenn Sie nämlich negative Gefühle einfach unterdrücken, werden sie immer wieder in Ihnen aufsteigen. So wird Ihnen viel stärker die Stimmung verdorben, als wenn Sie sich gleich zu Anfang mit dem unangenehmen Gefühl auseinandergesetzt hätten. Mit einer Kurzentspannung dämpfen Sie Ihre körperliche Erregung und gewinnen außerdem Distanz zu sich selbst.

3. Schritt: Abklären

Gefühle können konstruktiv oder destruktiv wirken. In jedem Fall mobilisieren sie Kräfte. Bei diesem Schritt geht es darum, nicht blindlings «seinem Gefühl zu folgen», sondern zu überlegen, welche Möglichkeiten Sie haben, um Ihre legitimen Empfindungen sinnvoll einzubringen und die mobilisierten Kräfte richtig zu lenken:

Was könnte ich tun, um meine Gefühlslage zu verändern?
Welche Varianten sind denkbar?
Was ist in dieser Situation durchführbar?

Entscheiden Sie sich für die beste Lösung!

4. Schritt: Ziele überprüfen

Bevor Sie Ihr Vorhaben realisieren, prüfen Sie Ihre Ziele:

Was will ich erreichen?
Sind Schwierigkeiten zu erwarten?
Wie kann ich diese Schwierigkeiten umgehen?

5. Schritt: Handeln und überprüfen

Jetzt handeln Sie nicht mehr blindlings, sondern überlegt. Sie hatten schon Gelegenheit, sich aus der «Hitze des Gefühls» zurückzuziehen. Führen Sie nun erst Ihr Vorhaben aus. Beobachten Sie, welche Wirkung Ihre Handlungen auf Sie selbst und auf die Umgebung haben. Fragen Sie sich:

Habe ich gut reagiert?
Fühle ich mich jetzt besser?
War das der richtige Weg?

Eine der häufigsten negativen Stimmungen, die einen Rückfall auslösen kann, ist Ärger.

2. Was können Sie bei Ärger tun?

Nicht jeder Versuch, mit Ärger umzugehen, bringt etwas. Eine un-angemessene Bewältigung von Ärger ist es, wenn Sie explodieren und Verletzendes sagen oder tun, das Sie später bedauern. Ebenso unvor-teilhaft ist es, wenn Sie den Ärger in sich hineinfressen und alles mit sich selbst abmachen. Für Ihr seelisches und körperliches Wohlbefinden hin-gegen ist es am vorteilhaftesten, wenn Sie Ihren Ärger auf akzeptable Weise zum Ausdruck bringen, ohne zu provozieren oder innerlich zu grollen.

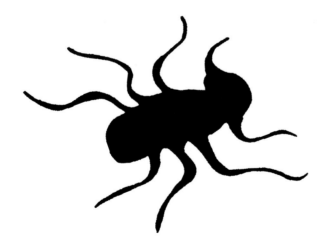

Problem: Eine Gefahr bei Ärger ist, daß Sie kaum merken, wie der Ärger plötzlich in Ihnen hochzusteigen beginnt. Sie explodieren und werden ungerecht.

Lösung: Beachten Sie Anzeichen wie zunehmende Körperspannung, Nervosität, Ungeduld, steigende Erregung. Wenn Sie sich über Ihren inneren Aufruhr Klarheit verschaffen, können Sie eher distanziert bleiben. Führen Sie sofort eine Kurzentspannung durch, so reagieren Sie nicht unkontrolliert.

Problem: Sie neigen dazu, Ihren Ärger zu unterdrücken und Sie setzen sich selten zur Wehr.

Lösung: Sagen Sie ruhig aber bestimmt, was Sie stört. So nagt die Wut nicht mehr weiter an Ihnen und Sie fühlen sich wohler. Zeigen Sie mehr Mut zur kontrollierten Wut.

Problem: Es ist möglich, daß Sie manchmal ärgerlich werden, weil Sie die Dinge zu persönlich nehmen und den Standpunkt des anderen nicht in Betracht ziehen.

Lösung: Versuchen Sie, jedes Mal, wenn Sie etwas auf sich beziehen, noch ein oder zwei andere Standpunkte zu berücksichtigen.

Problem: Oft erklärt man sich die Ursachen von unangenehmen Ereignissen zu einseitig oder unterstellt böse Absicht.

Lösung: Überlegen Sie in Ruhe, welche alternativen Erklärungen es noch gäbe.

Problem: Sie reagieren Ihren Ärger manchmal nicht dort ab, wo er entstanden ist, z. B. zu Hause statt im Büro.

Lösung: Sie bauen Ihren Ärger besser ab, wenn Sie ihn dem Verursacher gegenüber zum Ausdruck bringen, allerdings auf akzeptable Art.

Problem: Zu Ärger kommt es auch, wenn Sie zu hohe Erwartungen haben, die dann enttäuscht werden.

Lösung: Prüfen Sie, ob Ihre Erwartungen realistisch sind.

3. Was tun bei Niedergeschlagenheit?

Gefühle der Einsamkeit, Angst oder Niedergeschlagenheit lassen sich oft nicht allein bewältigen. Wenn Ihre Niedergeschlagenheit andauert, sollten Sie sich unbedingt an einen Therapeuten wenden. Depressionen erschweren die Lösung von der Rauchgewohnheit. Die nachfolgenden Hinweise können Ihnen bei leichten Verstimmungen helfen, die Niedergeschlagenheit zu überwinden.

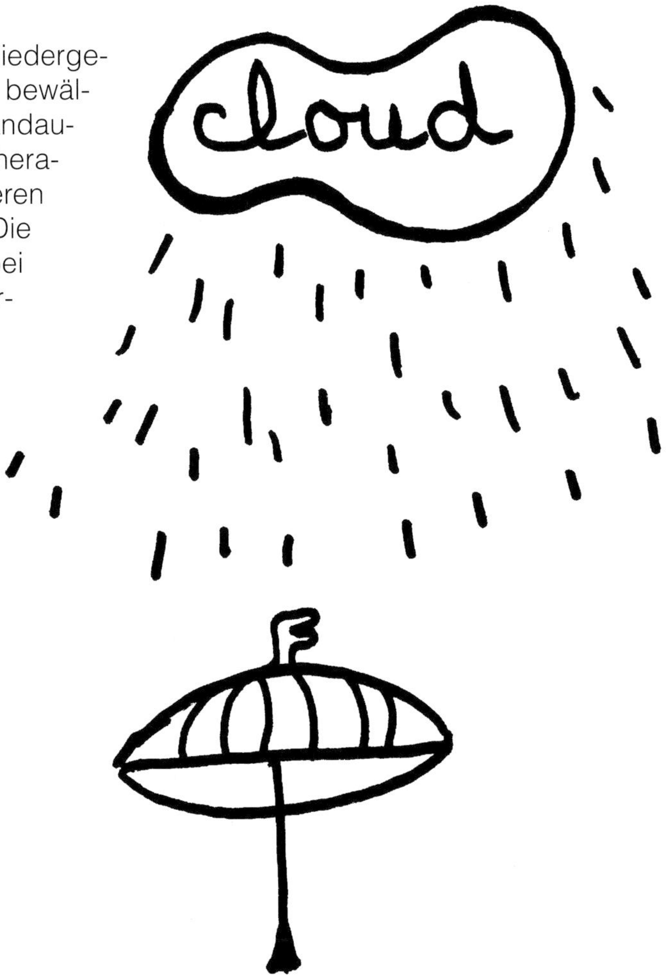

- Wenn man sich deprimiert und einsam fühlt, zieht man sich meist von seinen Mitmenschen zurück. Gerade das läßt einen aber noch niedergeschlagener werden.
  Mit Freunden Kontakt zu pflegen, muntert Sie auf. Versuchen Sie diese Zusammenkünfte angenehm zu gestalten und halten Sie mit Klagen und Beschwerden zurück. Ständiges Jammern vertreibt die Freunde. Bemühen Sie sich um neue Kontakte!

- Wie Sie bereits aus Kapitel 12 wissen, sind angenehme Dinge, die man sich gönnt, ein wirksamer Schutz gegen Stimmungstiefs.
  Belohnen Sie sich mit Dingen und Erfahrungen, die Ihnen das Gefühl vermitteln, Sie bereicherten Ihr Leben.

- Auch bei Niedergeschlagenheit spielt die Art, wie man mit sich und anderen redet, eine entscheidende Rolle.
  Vermeiden Sie konsequent Aussagen wie: «Eigentlich müßte ich ...«. Gehen Sie Übertreibungen wie «schrecklich, entsetzlich, katastrophal» aus dem Weg und streichen Sie auch Verallgemeinerungen wie «immer, nie» aus Ihrem Vokabular.

➯ Oft stellt sich das Problem, daß man zu nichts recht Lust hat, entsprechend auch nicht viel unternimmt und dadurch nur wenige neue Erfahrungen sammeln kann.
Erstellen Sie einen Tagesplan und einen Zeitplan. Notieren Sie sich ein oder zwei Dinge, die Sie an einem Tag erledigen möchten. Wenn Sie vor allem Ihr Wochenende und Ihre Freizeit strukturieren, vermeiden Sie Leerlauf.

➯ Probleme können auch dadurch entstehen, daß einem die im Kopf kreisenden Sorgen daran hindern, etwas zu tun.
Schreiben Sie sich detailliert wie in einem Kochrezept auf, was Sie sich vorgenommen haben. Instruieren Sie sich zum Beispiel: «Jedesmal, wenn meine Schwester mich anruft, sage ich etwas Freundliches zu ihr.»

➯ Ist man unzufrieden und möchte verzweifeln, kann das auch daher kommen, daß man zu hohe Forderungen an sich und die Umwelt stellt und zu sehr auf Perfektion achtet.
Überprüfen Sie die Ansprüche, die Sie stellen. Sind sie realistisch? Schrauben Sie Ihre Erwartungen herunter. Mehrere gut zu erreichende Ziele zu verfolgen ist sinnvoller, als einem schier unerreichbaren Ziel nachzutrauern.

➯ Oft schlittert man in eine schwere Verstimmung hinein und die absteigende Spirale beginnt sich zu drehen.
Suchen Sie frühzeitig professionelle Hilfe und vermeiden Sie, wenn irgend möglich, ihr Stimmungstief mit Medikamenten oder Alkohol zu übertünchen. Ein frühzeitiges Gespräch mit einem erfahrenen Psychotherapeuten kann Ihnen und Ihren Angehörigen viel Kummer ersparen und Ihr Leben neu beflügeln.

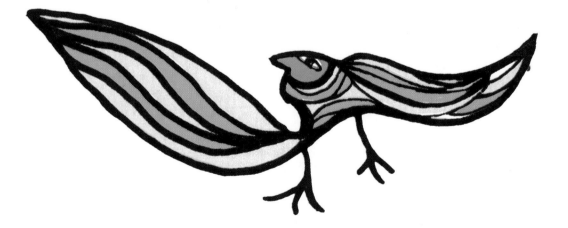

4. Achtung auch bei guter Stimmung!

Nicht nur unangenehme Stimmungen, sondern auch fröhliche Momente können einen Anreiz zum erneuten Rauchen bieten. Schöne Momente möchte man manchmal unbedingt mit einer Zigarette krönen. Man hat das Gefühl, man könne die Welt umarmen und es käme jetzt nicht mehr so darauf an.

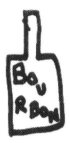

Viele Untersuchungen zeigen, daß ein Rückfall besonders häufig in Situationen erfolgt, in denen Alkohol getrunken wird und bei denen andere Raucher zugegen sind, also zum Beispiel bei Betriebsfesten, Vereinsfesten oder privaten Feiern.

Eine weitere äußerst kritische Situation ist die angenehm satte Stimmung unmittelbar nach einem Essen, wenn der Kaffee serviert wird. Hier greifen viele Raucher, auch wenn sie schon lange aufgehört haben, zum Kaffee und wieder zu einer Zigarette. Wie man mit solchen Situationen umgeht, haben wir bereits im Kapitel 13 «Bleiben Sie bei Ihrem Vorsatz» ausführlich diskutiert.

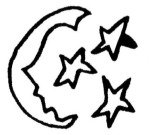

Die angenehme Stimmung am Feierabend nach getaner Arbeit, wenn man sich zurücklehnt und glaubt, Belohnung verdient zu haben, kann ebenfalls gefahrvoll sein. Greifen Sie lieber zu Atem- oder Entspannungsübungen.

Eine andere Möglichkeit, sich gegen Stimmungsschwankungen zu immunisieren, besteht darin, sein Selbstvertrauen systematisch zu verbessern.

Kapitel 18

Sicherheit und Selbstvertrauen steigern

Ihr Selbstbewußtsein hat sicher zugenommen, seit Sie bewiesen haben, daß Sie ohne Zigarette auskommen.

Wissen Sie, daß Sie auch von Ihren Mitmenschen ganz anders beurteilt werden, seit Sie rauchfrei sind? Die Raucher erhalten nämlich keine guten Zensuren.

Meinungen über Raucher(innen)	Meinungen über Nichtraucher(innen)
wenig willensstark	selbstbeherrscht
unsicher	zielstrebig
bequem	sportlich
egoistisch	rücksichtsvoll
abhängig	entschlossen
nervös	fortschrittlich
	umweltfreundlich
	verantwortungsbewußt

Wer sich seiner selbst sicher ist, läßt sich auch von einer angebotenen Zigarette nicht so leicht aus dem Gleichgewicht bringen.

Selbstsicherheit ist aber nicht angeboren. Sie entwickelt sich. Für die meisten Raucher gehört die Zigarette zum Bild, das sie von sich selbst haben. Wenn Sie nun erfolgreich das Rauchen aufgegeben haben, dann ist es gut, wenn Sie über Ihr Selbstbild nachdenken. Jede größere Veränderung, die man in seinem Leben vornimmt, verunsichert einen auch zunächst. Man ist dann insgesamt etwas weniger stabil. Wenn dieses Problem nicht bewußt gemacht wird, besteht das Risiko, ein Übel gegen ein anderes einzutauschen, zum Beispiel, indem das Rauchen durch übermäßiges Essen ersetzt wird.

Wie können Sie aber wieder mehr Sicherheit gewinnen, um Ihr inneres Gleichgewicht ohne Zigarette oder Pseudo-Ersatz herstellen zu können? Wir möchten Sie hier auf einige ausgewählte Möglichkeiten aufmerksam machen, wie Sie an innerer Sicherheit gewinnen, wie Sie Ursachen richtig zuschreiben und in Gesellschaft selbstsicherer auftreten können.

1. An innerer Sicherheit gewinnen

Der erste Schritt, um an innerer Stabilität zu gewinnen, besteht darin, sich klare Ziele zu setzen. Ziele geben im Leben wie auf Reisen die Richtung an, die anzusteuern ist. Einige Richtlinien sind dabei hilfreich.

Ziele setzen

Stecken Sie sich Ziele von mittlerem Schwierigkeitsgrad. Allzu leicht zu erreichende Ziele fordern zu wenig heraus, während zu hoch gesteckte Ziele entmutigen. Setzen Sie sich nicht nur ein Ziel. Wenn Sie scheitern, drückt Sie das zu sehr nieder. Setzen Sie sich aber auch nicht zu viele Ziele, sonst verzetteln Sie sich. Formulieren Sie Ihre Ziele schriftlich, möglichst präzise und konkret.

Unterteilen Sie Ihre Ziele in Teilziele, die Sie rascher erreichen können. Damit können Sie schneller das süße Gefühl des Erfolges spüren. Ihr Selbstbewußtsein wächst schon mit kleinen Erfolgen. Notieren Sie auch die Teilziele schriftlich und zwar in absteigender Folge. Stellen Sie sich vor, daß Ihr Ziel schon erreicht ist und überlegen Sie, was dazu alles nötig war. Halten Sie jedes Ereignis fest, das Sie Ihrem Ziel einen Schritt näher gebracht hat.

Das nachfolgende Arbeitsblatt 25 zeigt Ihnen, wie Sie am besten vorgehen könnten. Stellen Sie sich vor, daß Sie während eines Jahres nicht rauchen und sich dann für das eingesparte Geld einen Flug nach Amerika leisten können. Oder setzen Sie sich selbst andere Ziele.

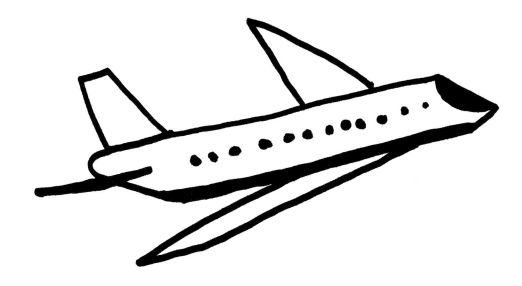

Arbeitsblatt 25: Ziele setzen

 Setzen Sie sich selbst Ziele und teilen Sie diese in Teilziele auf.

Ziele	Teilziele	Teilerfolge
Nächstes Jahr nach USA fliegen.	Einkäufe für Reise, Wohnung versorgen, Flug buchen, Reservierungen, Geld zusammen-bringen, Reiseroute planen, Zeitplan erstellen, Informationen besorgen.	Reisebücher besorgt, Informationen in Reise-büros gesammelt, Freunden in Amerika geschrieben, durch Nichtrauchen gespartes Geld in Reise-kasse getan.
1.		
2.		

Bestandsaufnahme

Eine weitere Chance, seine innere Sicherheit zu erhöhen, besteht darin, sich seiner Grenzen und Möglichkeiten bewußt zu werden und den eigenen Standort zu bestimmen.

Arbeitsblatt 26:
Die eigenen Vor- und Nachteile erkennen

 Führen Sie in der nachfolgenden Tabelle auf, was Sie an sich selbst schätzen oder was Sie stört.

Was stört mich an mir?	Was mag ich an mir?
Ich werde schnell ungeduldig. Ich komme zu oft zu spät. Ich fühle mich manchmal gehemmt.	Die Leute mögen mich. Ich freue mich an Schönem. Ich habe Verständnis für andere. Ich bin tolerant. Ich bin unternehmungslustig.

Mit den Dingen, die Sie an sich selbst nicht mögen, verfahren Sie folgendermaßen. Sagen Sie sich bei jeder negativen Eigenschaft: «Ich habe das Recht auf Fehler», «Meine Fehler machen mich liebenswert», «Nobody is perfect». Übertreiben Sie ruhig Ihre negativen Eigenschaften bis zur Karikatur, damit Sie sich voller Überzeugung sagen können: «So schlecht stehe ich eigentlich gar nicht da».

Aber nicht nur die individuellen Zielsetzungen und die Kenntnis der eigenen Grenzen und Möglichkeiten beeinflußen die Selbstsicherheit, sondern auch die persönlichen Erklärungsmuster spielen eine wichtige Rolle.

2. Ursachen richtig zuschreiben

Wenn einem etwas Gutes oder Unangenehmes widerfährt, dann versucht man herauszufinden, was wohl dieses Ereignis verursacht haben könnte.

Beispiel:

Stellen Sie sich folgende Situation vor: Sie haben sich um eine neue Stelle beworben, die Sie sehr interessiert. Mit Ihnen konkurrenzieren noch 5 weitere Bewerber. Da erhalten Sie einen Anruf: Sie sind für den Posten auserkoren worden.

Was würden Sie in diesem Moment zu sich sagen?

a)   Da habe ich aber Glück gehabt.

b)   Diese Stelle habe ich meiner Begabung zu verdanken.

c)   Die Stelle habe ich wohl nur bekommen, weil das Referenzschreiben von Herrn P. so gut war.

d)   Ich habe mich immer bemüht, in meinem Fach auf dem Laufenden zu bleiben. Ich bin gut qualifiziert.

Vorteilhaft ist es, wenn Sie den Erfolg sich selbst und Ihren eigenen Leistungen zuschreiben, wie dies bei Antwort b) oder d) der Fall ist.

○   Wenn Sie Erfolge und Leistungen Ihren eigenen Fähigkeiten und Anstrengungen zuschreiben, dann erhöhen Sie damit Ihr Selbstvertrauen. Auch in späteren ähnlichen Situationen werden Sie eher erwarten, erfolgreich zu sein.

○   Wenn Sie hingegen Ihren Erfolg dem Glück, Schicksal oder fremder Hilfe zuschreiben, dann verunsichern Sie sich. In künftigen Situationen können Sie ja nicht immer mit Glück oder fremder Hilfe rechnen. Darauf haben Sie nämlich keinen Einfluß.

Beispiel:

Stellen Sie sich nun vor, Sie hätten die Stelle nicht bekommen.

Was würden Sie dann zu sich sagen?

a) Da habe ich eben Pech gehabt.
b) Ich bin einfach zu wenig begabt für diese Stelle.
c) Die Stelle habe ich nur nicht bekommen, weil der Personalchef sowieso von verheirateten Frauen mit Kindern annimmt, sie könnten den erforderlichen Einsatz nicht bringen.
d) Ich hätte mich mehr anstrengen sollen und mehr Sprachkurse besuchen müssen, um diese Stelle zu bekommen.

Bei Mißerfolg hingegen ist es vorteilhafter, äußere Umstände und nicht sich selbst verantwortlich zu machen, wie dies bei Antwort a) oder c) der Fall ist. Wenn man aber trotzdem meint, man sei selbst beteiligt, dann ist es günstig, zu geringe eigene Anstrengung dafür verantwortlich zu machen und nicht mangelnde Begabung.

○ Mißerfolge schreiben Sie also besser äußeren Ursachen zu und nicht sich selbst, nach dem Motto: «Diesmal habe ich Pech gehabt. Das nächste Mal wird es schon klappen. Ich werde mich anstrengen.» Sie sehen den Mißerfolg als einmaliges Ereignis an und können in künftigen Situationen zuversichtlicher sein.

Selbstvertrauen zeigt sich nicht nur in der eigenen Selbstsicherheit und in der Zuversicht, künftige Situationen bewältigen zu können, sondern auch im Kontakt mit anderen Menschen.

3. In Gesellschaft sicherer auftreten

Wenn Sie sich in Gesellschaft leicht unsicher fühlen und in solchen Situationen eher aus Verlegenheit zur Zigarette gegriffen haben, dann können Sie nun üben, mit einfachen Mitteln Ihre Selbstsicherheit zu erhöhen.

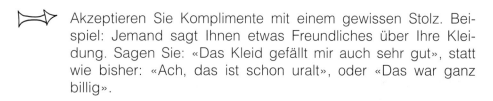 Akzeptieren Sie Komplimente mit einem gewissen Stolz. Beispiel: Jemand sagt Ihnen etwas Freundliches über Ihre Kleidung. Sagen Sie: «Das Kleid gefällt mir auch sehr gut», statt wie bisher: «Ach, das ist schon uralt», oder «Das war ganz billig».

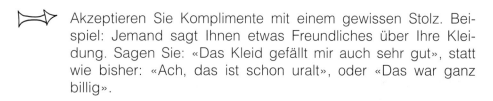 Setzen Sie sich selbst vor anderen nicht herab mit Aussprüchen wie «Das werde ich nie schaffen», «Ich hab' keine Phantasie», «Ich bin unmusikalisch», «Ich habe zu wenig Schulbildung».

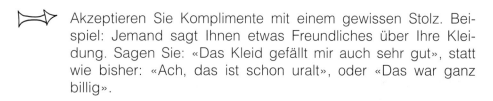 Stellen Sie Ihr Licht nicht unter den Scheffel. Erwähnen Sie vor anderen Ihre guten Seiten, von denen Sie überzeugt sind. Vermeiden Sie es, andere mit Ihren schlechten Eigenschaften oder Prahlereien zu langweilen.

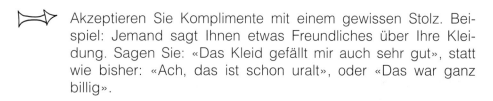 Vermeiden Sie es, sich als Person kritisieren zu lassen. Auf konstruktive Kritik können Sie freundlich eingehen. Aber lassen Sie sich nicht pauschal als Person abqualifizieren. Versuchen Sie, in einem solchen Fall herauszufinden, auf was sich die Kritik konkret bezieht, und gehen Sie nur darauf ein.

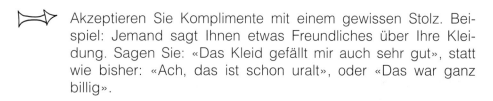 Üben Sie sich darin, auch einmal ‹nein› zu sagen.

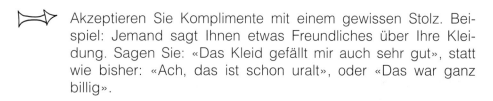 Vermeiden Sie es, andere herabzusetzen. Wer selbstsicher ist, hat es nicht nötig, andere schlecht zu machen, um sich dadurch aufzuwerten.

➤ Gehen Sie bewußt auf andere zu. Zeigen Sie durch Haltung und Mimik, daß Sie offen für ein Gespräch sind oder knüpfen Sie selbst eine Unterhaltung an. Stellen Sie sich vor, daß die anderen ängstlich und unsicher darauf warten, daß jemand den ersten Schritt tut.

➤ Suchen Sie Menschen, Arbeiten und Situationen auf, die Sie innerlich aufbauen. In solchen Umgebungen fühlen Sie sich geschätzt, gefördert und akzeptiert, damit steigen Selbstvertrauen und Zuversicht. Gerade diese positiven Erfahrungen geben Ihnen die nötige Kraft und das nötige Selbstvertrauen, auch mit den Situationen umgehen zu können, in denen Sie sich unbehaglich fühlen.

➤ Versuchen Sie, selbstwertschädigende Situationen so weit wie möglich zu vermeiden.

Sie haben in den vorangegangenen Kapiteln Strategien zur Bewältigung verschiedener Lebenssituationen kennengelernt. Dadurch haben Sie bereits einen wirksamen Schutz vor Rückfällen aufgebaut. Sollte es bei Ihnen wider Erwarten dennoch zu einem Rückfall kommen, dann zeigt Ihnen das folgende Kapitel, wie Sie trotzdem wieder zum Nichtraucher werden können.

Kapitel 19

Bei Rückfall: was tun?

Sie wissen, daß jetzt noch nicht der Moment ist, sich in Sicherheit zu wiegen, denn die Rückfallgefahr lauert überall. Nur allzu leicht läßt man sich von anderen Rauchern oder einer plötzlichen Stimmung hinreißen.

Wenn es zu einem Rückfall kommen sollte, werfen Sie auf keinen Fall gleich alles hin. Es besteht kein Grund, zu kapitulieren und sich selbst als hoffnungslosen Fall abzustempeln. Ein Rückfall ist keine Katastrophe. Jeder Tag ohne Zigarette ist bereits ein kleiner Erfolg. Wichtig ist, daß Sie sich nicht unterkriegen lassen.

1. Wie Sie Herr der Lage bleiben

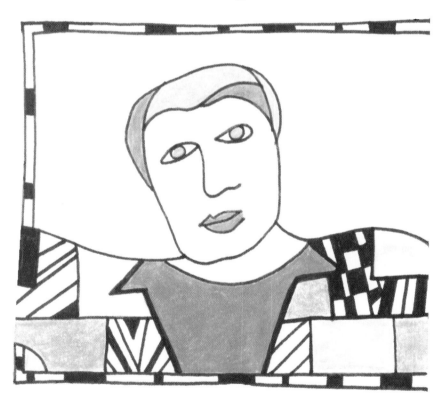

Sie bekommen die Dinge wieder in den Griff, wenn Sie

➡️ **zurückblicken und sich fragen**

Warum war ich in dieser Situation besonders verletzlich?
Was hat meinen Vorsatz, Nichtraucher zu bleiben, bedroht?

Was hätte mich daran hindern können, wieder zu rauchen?
Wie kann ich aus diesem Fehler lernen?
War meine Alternative zur Zigarette als Ersatz unzureichend?

▷ **dann vorausschauen und sich vornehmen**

Wenn ich in Zukunft auf eine ähnliche Situation treffe, überlege ich mir jetzt schon, was ich ganz konkret anders machen werde.

▷ **und schließlich schnell handeln**

Ich rufe sofort meinen «Coach» oder sonst jemanden an, der mich unterstützt.
Ich arbeite den Kursteil 3 und 4 nochmals sorgfältig durch.
Ich erneuere meinen Vertrag.

Mit diesen Maßnahmen wird ein dauerhafter Rückfall eher unwahrscheinlich. Sie sind nicht machtlos, wenn Sie wieder geraucht haben. Der Rückfall bahnt sich nämlich langsam an, und Sie haben einige Möglichkeiten, die Handlungskette zu durchbrechen.

2. Durchbrechen Sie die Rückfall-Kette

So ohne weiteres werden Sie nicht wieder zum regelmäßigen Raucher. Dazu braucht es eine ganze Reihe von bewußten Entscheidungen, wobei eine Entscheidung auf der nächsten aufbaut.

Der Rückfall erfolgt Schritt für Schritt. Bei jedem einzelnen Schritt haben Sie wieder die Möglichkeit, «Nein» zu sagen.

---

1. Schritt: Sie stehen vor der Entscheidung:

«Rauche ich die erste Zigarette, die mir angeboten wird?»

---

2. Schritt: Sie stehen vor der Entscheidung:

«Kaufe ich mir selbst wieder Zigaretten?»

---

3. Schritt: Sie stehen vor der Entscheidung:

«Kaufe ich mir nach dem ersten Päckchen noch ein weiteres?»

4. Schritt: Sie stehen vor der Entscheidung:

«Will ich wieder regelmäßig Zigaretten bei mir haben?»

Sie haben bei jedem Schritt wieder die Chance auszusteigen. Je früher und je öfter Sie lernen «Nein» zu sagen, um so stärker wird Ihr Nichtraucher-Selbstbewußtsein.

Das beste Los haben Sie natürlich gezogen, wenn Sie rückfallfrei bleiben.

Kapitel 20

Rauchfrei in die Zukunft

Sie können sich beglückwünschen. Sie sind seit kurzer Zeit Nichtraucher(in). Wenn Sie sich immer wieder die Nachteile des Rauchens und die Vorteile des Nichtrauchens vor Augen halten, sind Sie auch in Zukunft motiviert, Nichtraucher(in) zu bleiben. Denn sonst setzen Sie für einen kurzfristigen Genuß auf's Spiel, was Sie gerade im Begriff sind, zu gewinnen. Die schädlichen Folgen des Rauchens sind einfach zu gravierend.

1. Nachteile des Rauchens

Veränderung des Aussehens:

- Hautverfärbungen und -veränderungen
- vorzeitiges Altern der Haut
- gelbe Fingernägel und Zähne

Körperliche Leistungsfähigkeit beeinträchtigt:

- Heiserkeit
- geringeres Atemvolumen
- erschwerte Lungenfunktion
- chronischer Husten und Auswurf
- Erkrankungen der Luftwege
- Durchblutungsstörungen
- beeinträchtigter Geruchs- und Geschmackssinn
- verzögerte Wundheilung
- schädliches Zusammenspiel von Rauchen und Medikamenten

Erhöhtes Risiko für:

- Lungenkrebs
- Herz-Kreislauferkrankungen
- Herzinfarkt
- Kehlkopfkrebs
- Nierenkrebs, Blasenkrebs
- Krebs im Mundbereich bei Pfeifenrauchern
- Speiseröhrenkrebs in Verbindung mit Alkohol
- frühzeitigen, unerwarteten Tod

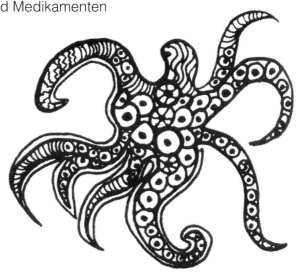

Spezielle Gefahren für aktiv oder passiv rauchende Frauen und deren Kinder:

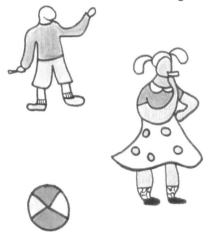

- Bei Frauen, die rauchen und die Pille nehmen, ist das Hirnschlag- und Herzinfarktrisiko deutlich erhöht.
- Bei Frauen, die rauchen, ist das Risiko eines Brustdrüsenabszesses erhöht.
- Bei rauchenden Frauen tritt die Menopause früher ein als bei Nichtraucherinnnen.
- Das Wachstum des Foetus im Mutterleib ist bei rauchenden Schwangeren verlangsamt.
- Das Geburtsgewicht der Kinder von aktiven Raucherinnen oder passiv mitrauchenden Schwangeren ist deutlich geringer als bei Nichtraucherinnen.
- Die Sterblichkeit für das Ungeborene und das Neugeborene ist bei rauchenden oder passiv rauchenden Schwangeren erhöht.
- Erkrankungen der Atemwege bei Kindern, die in verrauchter Umgebung leben, sind sehr häufig.

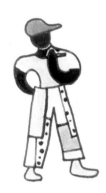

Gefahren, wenn man mit Rauchern zuammensein muß:

- Bei Menschen, die passiv mitrauchen müssen, treten Augenbrennen, tränende Augen, Mund- und Rachentrockenheit, Husten, Kopfschmerzen und Schwindel auf.
- Nichtraucher, an deren Arbeitsplatz geraucht wird, zeigen meßbar schlechtere Lungenfunktionswerte als Nichtraucher, deren Arbeitsplatz nicht verraucht ist.
- Bei Nichtraucher(innen), deren Partner Raucher waren, trat Lungenkrebs häufiger auf als in Partnerschaften, in denen beide Nichtraucher waren.
- Im Urin von passiv mitrauchenden Nichtrauchern können vermehrt krebserregende Substanzen nachgewiesen werden.
- Bei Asthmapatienten können in verrauchten Räumen Asthmaanfälle ausgelöst werden.

Viele Raucher(innen) sehen die Probleme, sagen sich aber zu ihrer eigenen Entschuldigung: «Ich will sowieso nicht so alt werden, also kann ich gerade bei der Zigarette bleiben. Wenn man die pflegebedürftigen Alten anschaut, dann ist es gar nicht so wünschenswert, alt zu werden.» Dem ist entgegenzuhalten, daß die gesundheitlichen Probleme schon lange vor dem Alter so sehr zunehmen, daß die Lebensqualität entscheidend beeinträchtigt ist.

Das waren zunächst die schlechten die «bad news».

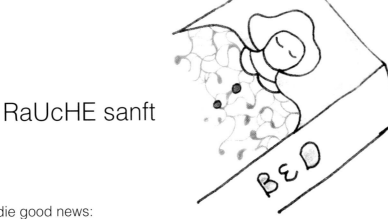

RaUcHE sanft

Und nun die good news:

Wenn Sie auf Dauer Nichtraucher bleiben, dann sind die Nachrichten gut.

Bereits einige Wochen bis Monate nach dem Aufhören verschwinden negative Begleiterscheinungen des Rauchens, wenn bis dann noch keine irreversiblen Schädigungen durch das Rauchen entstanden sind.

Selbst wenn bereits gesundheitliche Schäden durch das Rauchen aufgetreten sind, verschlimmern sich diese in der Regel nicht weiter. In einigen Fällen tritt sogar eine Besserung ein oder es findet eine Regeneration statt.

Es lohnt sich also in jedem Fall, auf Dauer mit dem Rauchen aufzuhören.

2. Vorteile des Aufhörens

Verbesserung der Ausstrahlung:

- Die Haut wird weniger rasch faltig.
- Der Teint wird frischer.
- Atem und Kleider riechen angenehmer.
- Die Nikotinablagerungen an Zähnen und Fingernägeln verschwinden.
- Die sexuelle Ansprechbarkeit und Potenz erhöhen sich.

Die körperliche Leistungsfähigkeit verbessert sich:

- Das Atemvolumen nimmt zu (man bekommt wieder mehr Luft).
- Atembeschwerden bessern sich.
- Die Lungenfunktion wird erhöht.
- Die Schleimproduktion und der morgendliche Auswurf gehen langsam zurück.
- Der Raucherhusten verschwindet mit der Zeit.
- Die allgemeine Anfälligkeit für Krankheiten sinkt.
- Geruchs- und Geschmackssinn verfeinern sich wieder.
- Sie schlafen besser.

Reduktion des Risikos:

- Innerhalb weniger Jahre verringert sich das Risiko für Herz-Kreislaufkrankheiten auf das Risiko der Nichtraucher.
- Das Herzinfarkt-Risiko wird reduziert.
- Das Lungenkrebsrisiko sinkt allmählich ab.
- Das Risiko von Atemwegsbeschwerden, chronischer Bronchitis und Lungen-Emphysemen sinkt allmählich.
- Wenn Schwangere vor dem vierten Schwangerschaftsmonat aufhören zu rauchen, dann ist das Wachstum des Ungeborenen bis zum letzten Drittel der Schwangerschaft gleich wie bei einer nichtrauchenden Mutter.

Vorteile des Aufhörens trotz langer Raucherkarriere:

- Ein Fortschreiten rauchbedingter Krankheitsprozesse kann aufgehalten werden.
- Vorstufen zum Lungenkrebs können wieder verschwinden.
- Das Aufhören bietet auch bei schon vorhandener Arterienverkalkung einen besseren Schutz vor Herzinfarkt.
- Bei bereits überlebtem Herzinfarkt wird das Risiko eines weiteren Infarkts geringer, wenn man das Rauchen aufgibt.
- Mit Rauchen aufzuhören verbessert die Heilungschancen für die meisten Krankheiten.
- Sie verdienen sich viel Achtung und Respekt, wenn es Ihnen als starker und langjähriger Raucher gelungen ist, auf Dauer aufzuhören.

Die Gesundheitsinformationen entnahmen wir der Broschüre «20 Sekunden zum Nachdenken» der Schweizerischen Krebsliga, Bern sowie der Dokumentation für Ärzte «Frei von Tabak» des Bundesamtes für Gesundheitswesen.

3. Erfolge bewußtmachen

Die investierten Energien und die Erfolge, die Sie erreichen konnten, sind es wert, noch einmal schwarz auf weiß festgehalten zu werden. Sie sollten auch aufschreiben, wie Sie Ihre Erfolge in Zukunft sichern wollen.

Arbeitsblatt 27:
Erfolge festhalten und sichern

 Ergänzen Sie die nachfolgende Liste mit Ihren eigenen Erfolgen und Plänen.

Bereits jetzt erreichte Erfolge:	Zukunftspläne, um die Erfolge aufrecht zu erhalten:
kein schlechtes Gewissen wegen des Rauchens	den Nichtraucher-Vertrag verlängern
neue Genußquellen entdeckt	mit dem Coach weitermachen
mehr Zutrauen in die eigenen Fähigkeiten entwickelt	in zwei Monaten das Kursprogramm nochmals durchgehen
erhöhte Freude an der Bewegung	Weiter Atmungs-, Entspannungs- und Fitneßübungen durchführen
_____	_____
_____	_____
_____	_____

Nachdem Sie nun für sich Bilanz gezogen haben, würden wir uns sehr freuen, wenn Sie uns auch informieren könnten, wie Sie mit dem Nichtraucher-Buch zurechtgekommen sind. Im Anhang finden Sie eine kurze Nachbefragung zum Buch. Bitte senden Sie diese ausgefüllt an uns zurück. Vielen Dank zum voraus.

Damit Ihnen die entscheidenden Informationen dieses letzten Teils besser im Gedächtnis haften bleiben, können Sie sich in der nachfolgenden Checkliste die wichtigsten Punkte nochmals vor Augen führen.

Checkliste für Teil IV

☐ Die allgemeinen Bewältigungsstrategien helfen Ihnen, auf Dauer durchzuhalten.

☐ Sie erkennen die Anzeichen von übermässigem Streß und üben sich darin, mit dem Streß richtig umzugehen.

☐ Sie kennen die Stimmungen und Gefühle, die Rauchgefahr bedeuten.

☐ Sie wissen, wie mit Ärger und Niedergeschlagenheit umzugehen ist und sind auch in guter Stimmung aufmerksam.

☐ Durch klare persönliche Zielsetzungen gewinnen Sie an Sicherheit und Selbstvertrauen. Sie achten auf Ihre Ursachenzuschreibungen, um zuversichtlicher in die Zukunft zu blicken. In Gesellschaft verstehen Sie sich zu behaupten.

☐ Bei Rückfallgefahr wissen Sie, was tun.

☐ Sie wissen, wie viel Sie verlieren, wenn Sie wieder zu rauchen beginnen und wie viel Lebensqualität Sie gewinnen, wenn Sie Nichtraucher bleiben.

Zum «Nach»-Denken

Das Aufhören war wahrscheinlich nicht immer leicht für Sie. Der Entschluß, Nichtraucher zu bleiben, erfordert eine konsequente Haltung. Aber was bedeuten Momente der Überwindung im Vergleich zu dem, was Sie gewinnen. Sie haben Entscheidendes für Ihre Gesundheit und Ihr Wohlbefinden getan. Sie spüren, daß Sie an innerer Stärke gewonnen haben. Beziehungen zu Menschen, von denen Sie unterstützt wurden, konnten sich vertiefen.

Wenn sich erst einmal der Rauch-Nebel um einen Menschen gelichtet hat, sieht er klarer und steht auch für andere in einem besseren Licht da.

Beim Entschluß, Nichtraucher zu bleiben, geht es letztlich darum, die Verantwortung gegenüber sich selbst und anderen wahrzunehmen. Durch die Auseinandersetzung mit der eigenen Verantwortung tragen Sie zu Ihrer persönlichen Entwicklung bei.

Dank

Bei der Entstehung dieses Buches haben uns viele Menschen sowie offizielle und private Stellen ermutigt und unterstützt, denen wir hier ganz herzlich danken möchten. Herrn Prof. Dr. M. Perrez vom Psychologischen Institut der Universität Fribourg gebührt als erstem unsere Anerkennung für seine Förderung. Herr Dr. Stehlin vom Huber-Verlag hat durch seine Geduld und seine vielen Vorschläge einen großen Anteil am Gelingen dieses Buches.

Der Nichtraucher-Kurs wurde zunächst am Psychologischen Institut der Universität Fribourg mit Unterstützung der Basler Versicherung entwickelt. Er wurde via Teletext Schweiz angekündigt und mit 290 Teilnehmern als Fernkurs durchgeführt.

Das Bundesamt für Gesundheitswesen in Bern ist unserem Vorhaben von Anfang an wohlwollend begegnet und hat uns auf verschiedene Art und Weise geholfen. Ganz besonders möchten wir Herrn Prof. Dr. Th. Zeltner, Frau U. Ulrich, Herrn B. Meili, Frau A. K. Burkhalter und Frau B. Caretti erwähnen.

Unser besonderer Dank gilt den 290 Kursteilnehmern, die durch ihre zahlreichen ermutigenden Rückmeldungen und Hinweise zu konkreten Raucherproblemen viel zum vorliegenden Buch beigetragen haben.

Fribourg/Schweiz
Juli 1993

Margret Rihs und Heidi Lotti

Literatur

Abelin, Th. (1984): **Rauchen und Gesundheit.** Schweizerische Vereinigung gegen Tuberkulose und Lungenkrankheiten.

Abrams, D. B. & Wilson, C. T. (1979): Self-Monitoring and Reactivity in the Modification of Cigarette Smoking. **Journal of Consulting and Clinical Psychology, 47,** 243–251.

Ashton, H. & Stepney, R. (1982): **Smoking – Psychology and Pharmacology.** London: Tavistock.

Bents, H. & Buchkremer, G. (1987): Raucherentwöhnung. Psychologische und pharmakologische Methoden. **Deutsche medizinische Wochenschrift 112,** 559–564.

Brengelmann, J. C. (1987): **Determinanten des Rauchverhaltens.** Frankfurt a.M.: Peter Lang.

Cohen, S. et al. (1989): Debunking myths about self-quitting:evidence from 10 prospective studies of persons who attempt to quit smoking by themselves. **American Psychologist, 44,** (11):, 1355–1365.

Department of Health and Human Services. (1989): **The health consequences of smoking: 25 years of progress: a report of the Surgeon General.** Washington D.C.: Government Printing Office. publication no. 898–8411.

Department of Health and Human Services. (1990): **The health benefits of smoking cessation: a report of the Surgeon General.** Washington D.C.:Government Printing Office. publication no 90–8416.

Diehl, B. J. M. & Miller, Th. (1990): **Moderne Suggestionsverfahren: Hypnose, Autogenes Training, Biofeedback, Neurolinguistisches Programmieren.** Berlin: Springer.

Elliot, C. H. & Denney, D.R. (1978): A multi-component treatment approach to smoking reduction. **Journal of Consulting and Clinical Psychology, 46,** 1330–1339.

Fagerström, K.-O. (1978): Measuring degree of physical dependence to tobacco smoking with reference to individualization of treatment. **Addict. Behav. 3,** 235–241.

Försterling, F. (1986): **Attributionstheorie in der Klinischen Psychologie.** München: Psychologie Verlags Union.

Grunberg, N. E. & Bowen, D. J. (1985): The role of physical activity in nicotine's effects on body weight. **Pharmacolocigal and Biochemical Behavior, 23,** 851–854.

Hall, S. M., Rugg, D., Tunstall, C. & Jones, R.T. (1984): Preventing relapse to cigarette smoking by behavioral skill training. **Journal of Consulting and Clinical Psychology, 52,** 372–3

Kirschner, J. (1978) **Hilf Dir selbst, sonst hilft Dir keiner.** Locarno: Knauer

Ja, ich werde Nichtraucher. (1988) Bundeszentrale für gesundheitliche Aufklärung, Köln.

Nichtraucher in 20 Tagen – Nichtraucher bleiben ein Leben lang. Selbsthilfeprogramm der Schweizerischen Vereinigung gegen Tuberkulose und Lungenkrankheiten, Bern.

Marlatt, G. A., & Gordon, J. R. (1985): **Relapse prevention: Maintenance strategies in the treatment of addictive behaviors.** New York: Guilford.

Meichenbaum, D. (1991): **Intervention bei Streß. Anwendung und Wirkung des Streßimpfungstrainings.** Bern: Huber Verlag.

Mermelstein, R. et al. (1986): Social support and smoking cessation maintenance. **Journal of Consulting and Clinical Psychology, 54,** 447–453.

Perkins, K. A. et al. (1989): The effect of nicotine on energy expenditure during light physical activity. **The New England Journal of Medicine, Vol. 320,** 898–903.

Perrez, M. & Reicherts, M. (1992): Stress, Coping, and Health. Seattle: Hogrefe & Huber Publishers.

Rihs-Middel M. (1985) **Den Alltagsstreß gelassen meistern.** Salzburg: Otto Müller Verlag.

Rihs-Middel, M. (1990): Kurzentspannung gegen Streß. In B. J. M. Diehl & Th. Miller

(Hrsg.):, **Moderne Suggestionsverfahren: Hypnose, Autogenes Training, Biofeedback, Neurolinguistisches Programmieren.** Berlin: Springer.

Schwartz, J. L. (1987): **Review and evaluation of smoking cessation methods: the United States and Canada. 1978–1985.** Bethseda, Md.: Department of Health and Human Services..NIH publication no. 87–2940.

Seligmann, M. E. (1986): **Erlernte Hilflosigkeit.** München: Urban & Schwarzenberg.

Shifman, S. et al. (1985): Preventing Relapse in ex-smokers: A self-management approach. In G.A. Marlatt, & J.R. Gordon (Hrsg.):, **Relapse prevention: Maintenance strategies in the treatment of addictive behaviors.** New York: Guilford.

Tölle, R., Buchkremer, G. (1989): **Zigarettenrauchen. Epidemiologie, Psychologie, Pharmakologie und Therapie.** Berlin: Springer.

Williamson, D. F. et al. (1991): Smoking Cessation and Severity of Weight Gain in a National Cohort. **The New England Journal of Medicine. Vol. 324** (11):, S. 739–745.

Verbindung der Schweizer Ärzte FMH & Bundesamt für Gesundheitswesen BAG. (1990): **Frei von Tabak: Raucherberatung in der Arztpraxis – ein Stufenprogramm.** Bern: Bundesamt für Gesundheitswesen.

Angebote zur Selbsthilfe

Deutschland

Bundeszentrale für gesundheitliche Aufklärung, Ostmerheimer Str. 200, 51109 Köln, Tel. 0221/8992-1.

Institut für Therapieforschung München, Parzivalstr. 25, 80804 München.

Kurse werden durchgeführt an den örtlichen Volkshochschulen, von den allgemeinen Ortskrankenkassen und anderen Krankenkassen und von Kursleitern auf privater Basis.

Österreich

Institut für Sozialmedizin der Universität Wien, Alser Straße 21/12, 1080 Wien, Tel. 0222/4085681 / 4023279 / 4023466.

Die Österreichische Arbeitsgemeinschaft für Volksgesundheit, Radetzkystraße 2, 1031 Wien, wie auch die Zentren für Erwachsenenbildung führen in den Bundesländern Gruppenkurse zur Raucherentwöhnung durch.

Schweiz

Arbeitsgemeinschaft Tabakmißbrauch AT, Seminarstr. 22, Postfach 105, 3000 Bern 6, Tel. 031/433726
Adressenangaben von Angeboten zur Raucherentwöhnung (Gruppenkurse, Beratungsstellen, etc.) in der ganzen Schweiz

Krebsliga: Man kann sich an die kantonalen Sekretariate wenden.

Schweizerische Arbeitsgemeinschaft Nichtrauchen SAN, Postfach 143, 8029 Zürich, Tel. 01/9105388

Schweizerische Vereinigung gegen Tuberkulose und Lungenkrankheiten SVTL, Fischerweg 9, 3001 Bern, Tel. 031/240822

Anhang 1: Selbst-Beobachtungsblätter

Streß:	Zeitdruck, Anspannung, Belastung
Anregung:	Aktivierung, Aufputschmittel
Ablenkung:	um die Hände zu beschäftigen
Genuß:	Entspannung, Belohnung
Gewohnheit:	automatisch, kaum beachtet
Abhängigkeit:	«süchtiges» Rauchen

Streß:	Zeitdruck, Anspannung, Belastung
Anregung:	Aktivierung, Aufputschmittel
Ablenkung:	um die Hände zu beschäftigen
Genuß:	Entspannung, Belohnung
Gewohnheit:	automatisch, kaum beachtet
Abhängigkeit:	«süchtiges» Rauchen

Anhang 2: Welche Gründe für's Rauchen liegen hier vor? – Auflösung

Fragen	Streß	Anre-gung	Ablen-kung	Genuß	Gewohn-heit	Abhän-gigkeit
1. Ich rauche vermehrt, wenn ich Ärger habe.	✖					
2. Ich fühle mich sicherer, wenn ich rauche.			✖			
3. Hatte ich keine Gelegenheit zu rauchen, werde ich unruhig.						✖
4. Rauchen hält mich wach, wenn ich müde werde.		✖				
5. Wenn ich nervös bin, zünde ich mir eine Zigarette an.	✖					
6. Oft merke ich gar nicht, daß ich eine Zigarette in der Hand habe.					✖	
7. Ich rauche, um mich besser konzentrieren zu können.		✖				
8. Wenn ich Zeit habe, zünde ich mir in Ruhe eine an.				✖		
9. Eine Zigarette bringt mich in Schwung, wenn ich wenig geschlafen habe.		✖				
10. Ich rauche unter Zeitdruck mehr.	✖					
11. Am liebsten rauche ich, wenn ich mich dabei entspannen kann.				✖		
12. Ich rauche oft nur, um etwas in den Händen zu haben.			✖			
13. Wenn es so richtig gemütlich ist, nehme ich eine Zigarette.				✖		
14. Es fällt mir oft gar nicht auf, daß ich rauche.					✖	
15. Ich halte es kaum aus, eine Zeitlang ohne Zigarette zu sein.						✖
16. In Gesellschaft ist mir wohler mit einer Zigarette in Händen.			✖			
17. Ich greife ganz automatisch zur Zigarette.					✖	
18. Ich muß unbedingt rauchen, sonst werde ich leicht reizbar.						✖

Anhang 3: Liste der nicht gerauchten Zigaretten

Tag:	Striche für jede nicht gerauchte Zigarette:	Belohnung:
1. Mo.		
2. Di.		
3. Mi.		
4. Do.		
5. Fr.		
6. Sa.		
7. So.		

 -

Tag:	Striche für jede nicht gerauchte Zigarette:	Belohnung:
1. Mo.		
2. Di.		
3. Mi.		
4. Do.		
5. Fr.		
6. Sa.		
7. So.		

4. Nachbefragung zum Nichtraucher-Kurs

Würden Sie bitte so freundlich sein, die folgenden Fragen zu beantworten und den ausgefüllten Bogen an uns zurücksenden. Sie helfen uns damit, auch aus Ihren Erfahrungen zu lernen. Bitte beantworten Sie alle Fragen. Wir würden uns freuen, wenn Sie auch weitere Kommentare und Anregungen mitteilen könnten. Alle Ihre Auskünfte werden streng vertraulich behandelt.

1. Wieviele Zigaretten haben Sie früher etwa täglich geraucht?

   _____

2. Haben Sie aufgehört zu rauchen?   Ja ❑   Nein ❑

   Wenn Sie aufgehört haben zu rauchen, gratulieren wir Ihnen!
   Sollten Sie es bis jetzt noch nicht geschafft haben, endgültig aufzuhören, möchten wir Sie bitten, noch die folgenden Fragen zu beantworten:

   a) Wie viele Zigaretten rauchen Sie jetzt pro Tag?   _____

   b) Wieviele Tage haben Sie nach Kursbeginn
      überhaupt nicht geraucht?   _____

   c) In welcher Situation haben Sie wieder begonnen zu rauchen?

   d) Wieviel Zeit vergeht ungefähr zwischen dem
      Aufstehen und Ihrer ersten Zigarette?   _____

3. Was haben Sie in unserem Programm als Hilfe empfunden?

4. Was hätten Sie gern anders gehabt?

Zurück an: H. LOTTI & M. RIHS, Psychologisches Institut, CH 1701 FRIBOURG

Bestellkarte

Hiermit bestelle ich 1 Tonkassette Fitneßtraining/Kurzentspannung

zum Preis von   SFr.   20,–
                      DM   25,–
                      öS 150,–

Name

Vorname

Straße

Postleitzahl   Wohnort

Land

Datum, Unterschrift:

Bitte einsenden an Hans Huber Verlag, Länggass-Str. 76, CH 3000 Bern 9